ハーバード日本人教授の、世界が注目する授業

イチロー・カワチ

Ichiro Kawachi

小学館
101
新書

はじめに

「なぜ、ある社会の人々は健康で、ある社会の人々は不健康なのか、その答えを探してほしい。だから君には〝社会と健康〟という授業を任せる」

私が研究者としての方向性を定めるきっかけとなったのは、約20年前に私をハーバード大学に雇ってくれた、当時の学部長からの宿題でした。研究者として歩きはじめたばかりの自分には、とてつもなく大きな課題でした。

それ以降続いているこの授業は、現在、年間400人を超す大学院生が履修し、ハーバード公衆衛生大学院の必修科目にもなっています。しかし、当時、医師をやめ、研究者として生きていくことを決めた自分を待っていたのは、不安と葛藤の日々でした。それは、目の前の患者さんが元気になる姿が「目に見える」世界から、社会全体を見渡して健康の要因を探すという「目に見えない」ものを相手にする世界への転向でもあったからです。

当時から、アメリカは先進国の中で寿命が最低レベルでした。ですから、国民全体を健康にするための要因を見つけることは国をあげての急務でした。ハーバードも例に漏れず、世界中から研究者が集められました。

そんなアメリカがいつも見ていた国、それが日本でした。それもそのはず、明治・大正時代の日本人の寿命は40歳台で、戦後も先進国中最低だった順位を、約30年で世界のトップにしたのです。短い間にこれだけ寿命を急激に延ばした国は、他にありません。

当時より、日本人の食生活、遺伝、そして皆保険制度が長寿に与えた好影響は言及されていました。もちろんこれらは重要な要因です。しかし、それだけでは説明しきれないことも指摘されていました。そこで、ハーバードの同僚や日本人の仲間とともに研究を続けました。結果、「人々の絆」や「隔たりのない社会」といったものが、日本人の長寿に貢献してきたことがわかりました。サン＝テグジュペリの童話『星の王子さま』には、「大切なものは目に見えない」という言葉が出てきます。人々の命にとっても、大切なものは、こうした「目に見えないもの」だったのです。

実際、「向こう三軒両隣」「お互い様」「情けは人のためならず」――古くからの言葉が、人を大切にする日本の心を表しています。また、終戦後の困難な時期をみんなで助け合って乗り越えた姿勢は、隔たりのない日本の社会を醸成してきました。これらがもたらす健康への効果は、実際他の国でも検証されています。

今、私は日本の誇るべき長寿に危機感を持っています。２０１５年の統計では、日本は世界一の平均寿命を達成していますが、非正規労働者の増加などによる格差の広がりとともに、人と人との絆が薄くなり、日本の持つ素晴らしい側面が失われつつあると感じています。生活習慣病など、病気の改善を個人の努力だけに追い求めてしまう社会は、格差をより大きくしてしまうのです。このような変化は、日本人の健康に確実に影響を及ぼします。この国が長寿の国として、世界に勇気を与え続けられるようにするには、今が大切だと感じています。

この本は、日本の長寿を守るために、ハーバードで長年教えている「社会と健康」の授業を日本向けに再構成したものです。私が経験した、人々の命にとって大切なものを探す旅で見つけたものを、みなさんと共有できたら幸いです。第1章から順に読んでも、興味のある章から読んでも大丈夫です。

日本に暮らす人々の、命のこれからに関心があるすべての人に、この本が届くことを願っています。

イチロー・カワチ
ボストンにて

命の格差は止められるか◉目次

がれる――生まれる前から肥満になるか決まっている？／世代を超えて引き継がれる格差を止めよ――メキシコの挑戦

第3章 格差是正のターニングポイント　教育と仕事と健康の関係

学習の適齢期――ネイティブレベルの英語力習得は7歳までが肝／我慢できる子ども、できない子ども／充実した教育を受けると、健康になる理由／幼少期の教育が本当にその後の健康を決めるのか？／教育への投資は非常に利回りがよい／労働による日本の健康格差――管理職も現場も危ない／負荷の大きい日本の管理職／非正規雇用は健康にどのような影響を与えるか／非正規雇用は本当に健康に悪いのか――韓国のケース／「流れ作業」がストレスを高める／自分の仕事に意味を見出せないと生産性が下がる／能動的・受動的、負荷が大きい・小さい――仕事によるストレス分類／ストレスの種類によってかかりやすい病気は異なる／同じ仕事でもやり方次第でストレスは減らせる――ボルボの場合／男女ではストレスを感じるポイントが違う／育児休暇、最低賃金――ストレスを減らす方策

第1章

日本人はなぜ長寿なのか

灯台下暗し

「先生、そうは言っても、簡単にやめられないです」

人の命を救いたい――幼い頃からの夢を叶えてニュージーランドで医師になりました。意気揚々と内科医になったはずでしたが、ため息ばかりつく日が続いていました。毎日ひっきりなしに訪れる生活習慣病の患者たち。喫煙や運動不足、偏った食生活に仕事のストレスなど、誰もがみな、揃って似たような好ましくない生活習慣を抱えていました。医師ですから、薬を処方しながら何とか生活習慣を変えるよう伝えます。それでも、長年の習慣を変えるのは難しい――返ってくる答えはいつも同じでした。薬を出したり手術をしたりして一時的に治っても、生活習慣が変わらなければまた病気に戻ります。

「これでは、まるで傷口にただ絆創膏を貼っているだけだ」

自分の無力さを痛感する日々でした。もっと根本の原因に向き合って、ひとりでも多くの命を救いたい――この思いを実現するために、医師から研究者、つまり治療から予防へと舵を切ったのです。

小学生の時に日本を離れ、それ以降はずっとニュージーランドで生活していたので、日本はどちらかというと「遠い」国でした。予防の最前線を研究しに渡ったのもアメリカです。しかし、アメリカで見たのは、まさに命の格差でした。**同じ国の中でも、人種や職業、住む場所などによって、長生きの人たちと、早く亡くなる人たちがはっきり分かれていた**のです。

そんな時、久しぶりに帰った日本で町に元気なお年寄りが多いことに驚きました。「灯台下暗し」とはこのことを言うのかもしれません。より多くの人が元気で長生きできるようにしたいと思ってきましたが、一番の手本が祖国・日本にありました。大学院での研究を進めれば進めるほど、日本の長寿には、確固たる理由があると感じるようになりました。そして、それこそが日本が世界に誇るべき、そして、日本が世界に貢献できることだと考えるようになったのです。

絆がもたらした健康

私が日本の長寿の鍵のひとつだと考えるのが、「**社会のありようと健康**」との関係です。「社会のありよう」とはつまり、**教育や収入、仕事や人とのつながりなど、その人を取り巻く社会的な要素**です。これらが重なり合って、日本人の健康によい影響を与えてきました。

色々な要素の中で、私は日本の「ソーシャルキャピタル」が健康に与えている影響が非常に大きいと考えています。「ソーシャルキャピタル」は日本語に訳すと「社会関係資本」、平たく言うと「社会における人々の結束により得られるもの」のことです。「人々の絆」や「お互い様の文化」「地域の結束力」により、みなさんが生活の中で得ているものというとイメージしやすいかもしれません。「向こう三軒両隣」という言葉があること自体、おせっかいをする文化が日本に昔からあることを象徴しています。

それは、冠婚葬祭の際に近所同士で助け合うということもあるでしょうし、もらい物をした時に会社の同僚にお裾分けするといったことも含まれます。日本の歴史と文化は市民同士が助け合い、社会全体の利益のために協調する土壌をつくり上げました。日本人の中には助け合いを、「おせっかい」としていやがる人もいるでしょう。しかし、**隣近所を信頼し、思いやる気持ちこそが、人々の健康を支えてきたと言っても過言ではあ**

りません。

実際、私は、人々の絆が健康に与える影響を確かめるために、国内外で研究をしてきました。2003年、愛知県で65歳以上の男女約1万3000人に近所の人たちを信頼するか否か聞いてみました。4年後に彼らの健康状態を調べたところ、約1900人が要介護状態になっていました。これを地域別に分析したところ、周りの人への信頼感が低い地域に住む人の方が、そうでない地域に住む人よりも、1・68倍も要介護になる率が高かったのです。また、日本全国206の地域を対象に行った調査からも、周りの人への信頼度が高い、つまりソーシャルキャピタルが高い地域は健康状態がよいという関係が認められました。つまり、人々との絆が強いほど、健康であることがわかったのです。

具体的に日本社会が持つソーシャルキャピタルが健康を守るのに役立った事例のひとつが、2011年に起きた東日本大震災に対する市民の対応です。3・11では被災地域が広く、なかなか救援の手が届かない場所が多くありました。しかし、このような地域では津波からの避難、がれきからの救出などを市民同士が助け合って行いました。また経済が麻痺した東京都心部においては、市民が整然と長い列をなして交通手段を待ち、スーパーではパニックもなく買い物をする姿がありました。

多くの日本人がそれを当たり前だと感じているかもしれません。しかし、私や同僚たちは、アメリカで驚きを持ってその様子をテレビで見ていました。なぜなら、2005年にハリケーン・カトリーナによってニューオリンズが被害を受けた時にはこのような協調行動は見られなかったからです。市民同士が助け合わなかったために、逃げ遅れる人が数多く発生し、暴動や盗みが横行しました。結果、政府が市民に銃を向ける事態にまで発展しました。日本の非常時への対応とは大きく異なりました。災害時に助け合う――日本人が「当たり前」だと思っている様々な事象は、日本が持つ高いソーシャルキャピタルによって実現できているものなのです。

絆社会が形成された理由

日本はなぜこのようなソーシャルキャピタルを持つようになったのでしょうか？　それには様々な理由があると思いますが、いくつか代表的なものをご紹介したいと思います。

理由のひとつは島国であり、かつ鎖国を行った影響で、多様性が少ない中で文化が形成されたためだと思います。多様性、それ自体は素晴らしいことです。しかし、様々なグループ間の違いから格差が発生すると、ソーシャルキャピタルは蓄積しにくく、健康へも悪影響があります。アメリカがそのいい例です。

もうひとつ理由としてあげられるのが稲作文化の影響です。稲作をする上では協調行動が求められます。近所の人たちと共同で田植えを行い、稲刈りではみなが協力して一気に収穫します。また、灌漑作業をする際には、隣の田畑の農家たちと協力し合って水を引いてこなければなりません。昔から、自然という限られた資源を相手に、協力しながら生きる土壌が育まれました。今でも農協を中心としてネットワークが構築され、農業と強く結びついたお祭りが住民同士のつながりを確認する場となっています。

これは牧畜を中心とする欧米型の農業と違います。牛や羊は、土地の草を食べ続けます。そうなると、いかに多くの土地を確保し、その土地から外の人の家畜を排除するかが自分の牧畜の成果に結びつきます。そして、一番効率のよい方法は、地域の共有の土地に家畜を放し飼いにし、自分の家畜にできるだけ多くの草を食べさせることです。資源を共有しようという発想にはまずなりません。したがって、隣近所はみな、競争相手となり、協力どころではありません。日本の農業がソーシャルキャピタルを蓄積するのに果たした役割は大きいと考えます。

日本が向き合う健康問題への答えは、世界の処方箋

しかし、今、日本のソーシャルキャピタルは減少傾向にあると感じています。その一番の原因は格差の拡大です。所得格差の大きさを表す「ジニ係数」という数字があります。数字が大きければ格差が大きいことを示すのですが、1980年代から徐々に日本のジニ係数が上昇しています。また、所得格差に限らず、労働格差、教育格差、地域格差など、**日本の健康の土壌をつくってきた「社会のありよう」に関する様々な面で、格差が顕著になってきています。**

例えば、企業による終身雇用離れが進むにつれ、同じ職場で正規雇用者と非正規雇用者が一緒に働くケースが増えています。このような状況の中で、待遇差が人間関係に溝

をつくり、待遇の違う人たち同士の交流が少なくなったり、経費削減のあおりで、それまで行われていた催しや運動会などが開催されなくなる傾向にあります。これらは職場内のソーシャルキャピタルの減少につながります。格差は、目に見えないところで日本人の健康に影響を与えているのです。

実際、これまで格差が少ないことで日本が達成できたことは、たくさんありました。例えば、日本の教育が健康に果たしている役割はとても大きいと感じています。実際、日本は明治時代から高い識字率を記録しています。1877（明治10）年に滋賀県で行われた識字率調査では識字率は64％でした。当時最も進んでいたイギリスの識字率が55％（女性）～70％（男性）であったことを踏まえるといかにこの数字が驚異的かわかると思います。教育水準と健康は密接に関連しています。

また、ソーシャルキャピタルへの影響に加えて、労働、教育、所得、地域などの格差それ自体も、健康に大きな影響を与えます。そのような意味で、日本の長寿は、戦後初めての危機的な状況にあると言えるかもしれません。

私たちは、この状況を何とか止めなければなりません。そして、日本が世界に誇るソーシャルキャピタル――「困った時はお互い様」「遠くの親戚より近くの他人」「ご近所の底力」の文化を守っていかなければなりません。**世界中が高齢化に向かって加速する中で、日本が向き合う健康問題への答えは、世界の処方箋にもなるのです。**
そして、この問題の解決こそが、私が研究しているパブリックヘルス（公衆衛生）、中でも「社会疫学」が大きく貢献できる分野だと確信しています。

問題を上流から解決する――ひっきりなしに溺れる患者

「岸辺を歩いていると、助けて！　という声が聞こえます。誰かが溺れかけているのです。そこで私は飛び込み、その人を岸に引きずりあげます」

「心臓マッサージをして、呼吸を確保して、一命をとりとめてホッとするのもつかの間。また助けを呼ぶ声が聞こえるのです」

「私はその声を聞いてまた川に飛び込み、患者を岸までひっぱり、緊急処置をほどこします。すると、また声が聞こえてきます。次々と声が聞こえてくるのです」

「気がつくと私は常に川に飛び込んで、人の命を救ってばかりいるのですが、一体誰が上流でこれだけの人を川に突き落としているのか、見に行く時間が一切ないのです」

（抜粋・翻訳）

ここでは、病気になった人を治療する医師の様子を川の下流にたとえています。そして、病気の根本的な原因、つまり川の上流で何が起こっているのかを探る必要があると示唆しています。私が医師としてもどかしく思っていたことは、まさにこのことでした。日本語でも問題解決の際に、「問題を上流から解決する」という言い回しをします。英語でも「What is the problem upstream?（上流で一体どういう問題が起きているのか?）」という表現をすることがあります。一般でも多用されるこの表現なのですが、その語源をご存じですか?

実はこの言い回し、私が専門とする社会疫学の研究から発生したものです。ジョン・マッキンリーという医療社会学者が健康問題に関する本（『The Sociology of Health and Illness』）の中で、医師の心情を表現しました。この文章の中で「上流」「下流」という言葉が登場します。これがパブリックヘルスと医学の比喩の語源だと認識しています。
下流にたとえられる「医学」による救命処置に対して、「パブリックヘルス」は川全体に責任を持って、溺れる人を極力少なくするのがゴールです。その名の通り（パブリック＝国民の、ヘルス＝健康）、「みんなが健康でいられる社会をつくる」ことが目的です。地域の健康づくりや国の保健政策など、病気の予防や病院から出た後の生活のケアを通じて、人々が健康な生活を送るための土台をつくることがそれにあたります。

職場や地域での禁煙対策や健康診断の実施、学校での食育や保健所でのワクチン接種、高齢者介護や在宅看取り、孤独死の回避などと言えば、イメージしやすいでしょうか。また、パブリックヘルスは行政だけのものではありません。地域で料理教室を開いたり、ヨガや体操教室を主催する、仲間とウォーキングイベントを開催することなども、素晴らしいパブリックヘルスの活動です。

このパブリックヘルスの中のひとつの領域が「社会疫学」です。

社会疫学は、川の中でも、特に上流から問題の解決に取り組みます。我々の仕事は、上流で問題解決を図り、人が川に落ちるのを未然に防ぐのです。**一人ひとりの命をどう**

救うのかではなく、社会全体の健康をいかにして守っていくのかを考えるのが、社会疫学の原点です。

私のパソコンで「えきがく」と打つと、占いの易学が先に出てきてしまうので、疫学自体日本ではあまりなじみのない分野なのかもしれません。疫学は、先ほど紹介したパブリックヘルスの根幹になる分野のことで、19世紀に始まったと言われる、人々の病気の原因を研究する学問です。これに対し、社会疫学というのは、この疫学に「社会」という概念を付け足したものです。つまり、**人々の病気や健康となる要因を考える上で、人々を取り巻く環境や社会のありようまで広げて考えてみようというのが社会疫学**です。1970年代頃から、欧米の学者を中心に研究されるようになり、1990年代後半に入って、「Social Epidemiology（社会疫学）」という英語ができ、分野として確立されました。

病気を治すのは医者、では「健康」を考えるのは誰？

最近、仕事や講演で日本に帰るたびに、人々の健康に関わる暗いニュースをよく目にするようになりました。医療危機、医療崩壊、医療格差……あげればキリがありません。しかし、こうしたニュースを丁寧に見ていくと、共通点が浮かび上がってきました。ひとつは、人々の健康に関する問題に関して、「医療」という名のもとで病気の治療に焦点を絞っているものが多いこと。ふたつ目は、その責任として、医師や病院、医療行政の役割を追及するものが多かったことです。

確かに、病気の治療は長生きするために必要不可欠です。そして、病気を治すのは医者が専門とすることです。それでは「健康」は誰が考えるのでしょうか？　健康な社会をつくるのは、誰の役割なのでしょうか？　日本人の健康に関する議論の中で、まさにその役割を担う「パブリックヘルス」の視点が抜け落ちていると感じました。

この本では、パブリックヘルスや社会疫学の考え方を通して、日本人の命のこれからを探っていきたいと思います。

その国の健康を考える上で、代表的な指標は、平均寿命です。そこで、まずはどのような社会環境だと平均寿命が延びるのか整理するところからはじめましょう。

日米の平均寿命の差は4年もある

統計によれば、アメリカの2011年の平均寿命は78・4歳。日本は82・3歳でした。みなさんはこの差をどう思いますか。

82歳と78歳であれば、差がたった4年であると感じる人もいるかもしれません。しかし、この4年の差は非常に大きいものです。この統計をもって、日本がいかに健康的な国で、アメリカがいかに不健康かを指摘する人がいるほどです。詳細な統計の取り方はここで説明しませんが、平均寿命は、今0歳の人が、あと何年生きられるかの平均です。これは、国や地域の健康度合いを測るのに世界でも幅広く使われている指標です。

4年という日米の平均寿命の差がどれくらい大きいかと言いますと、アメリカからすべてのがんによる死亡を取り除くと、日本と同じ水準になります。

また、アメリカが過去30年間において獲得した平均寿命の延びを、再度30年間かけて繰り返すことで、やっと現在の日本に追いつくことができます。

それだけ健康については日本が進んでいる、アメリカが遅れていると言えるでしょう。

国民の健康に影響を及ぼすものとは？

平均寿命が長い国がある一方で、短い国もあります。この差は何によって生まれるのでしょうか？　まずは、ＯＥＣＤ（経済協力開発機構）の統計を見比べながら、国民の健康が何によって左右されるのかを理解していただこうと思います。

ＯＥＣＤが発表している統計から、イギリスとアメリカのデータを見ます。まず、基本情報として、２０１１年の時点で、平均寿命はイギリスが80・1年、アメリカは78・4年です。

別の調査の結果、糖尿病、高血圧、心筋梗塞、脳卒中、それぞれの患者の割合は、低所得、高所得にかかわらずすべての収入グループにおいてアメリカの方が高くなっていました。また、これを裏付けるように、主な検査項目においても、アメリカ人の方が不健康な値となっていました。

この差の原因はいくつか考えられます。

まずは、健康保険制度やその質です。イギリスには皆保険制度があります。アメリカにはそのような制度はありません。自ら選んで保険に加入するか、職場でサポートする

1−1　一人あたりの医療費と平均寿命のグラフ(国別)

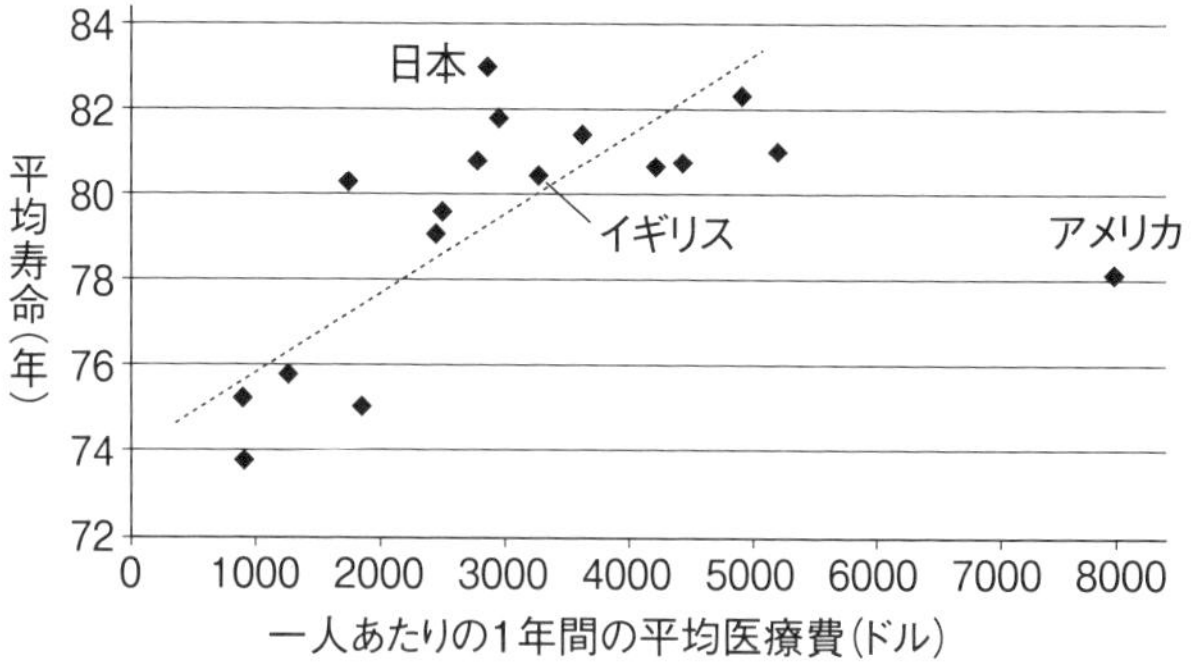

出典/ OECD (2011) *Health at a Glance 2011 OECD Indicators.*

保険に加入する制度となっており、全員が自動的に何らかの保険に入れる制度はないのです。したがって、所得の関係等で加入しない(できない)人もいます。ある調査によると、アメリカでは2011年の時点で保険未加入率は16%。つまり約6人に1人が保険に未加入です。この差は大きいかもしれませんが、これだけですべてを説明できるものではありません。なぜなら、保険加入できている高所得者でさえも健康状態が悪いのです。図1−1を見ながら検証してみましょう。

一般的に、1人あたりの医療費と平均寿命の関係で言うと、基本的に出費が多ければ多いほど、寿命は延びるという結果が出ています。しかし、図1－1を見てわかる通り、このグラフにアメリカを配置すると、外れ値になります。つまり、**アメリカ国民は、その他の国の倍以上の医療費を払っておきながら、それに遠く及ばない、低い健康水準なのです。**普通に考えれば、これだけの医療費を払っていれば、アメリカは圧倒的に平均寿命が長いはずです。

また他の理由として、アメリカでは所得の分布が不均等であるため、多くの低所得者の寿命が短くなり、アメリカの平均寿命を下げていると主張する人もいます。しかし、それは現実には起こっていません。図1－2の二つのグラフを見て下さい。

高所得者のグループに注目しましょう。アメリカでは、このグループで保険に入っていないのは、3%のみです。つまり、残りの97%の人が保険に入っており、医療へのアクセスがあるにもかかわらず、糖尿病や高血圧の率は、イギリスの低所得者のグループと変わらないのです。これは、たとえアメリカで、**低所得者もふくめたすべての人の医療へのアクセスを改善し、人々が保険も含めた最高の医療を手に入れることができたとしても、イギリスとの健康の格差を解消することはできない**ことを暗に示しています。

アメリカでは所得の高低にかかわらず、全体的に不健康な状態にあるのです。

1−2　アメリカとイギリスにおける所得ごとの糖尿病と高血圧の発生率比較

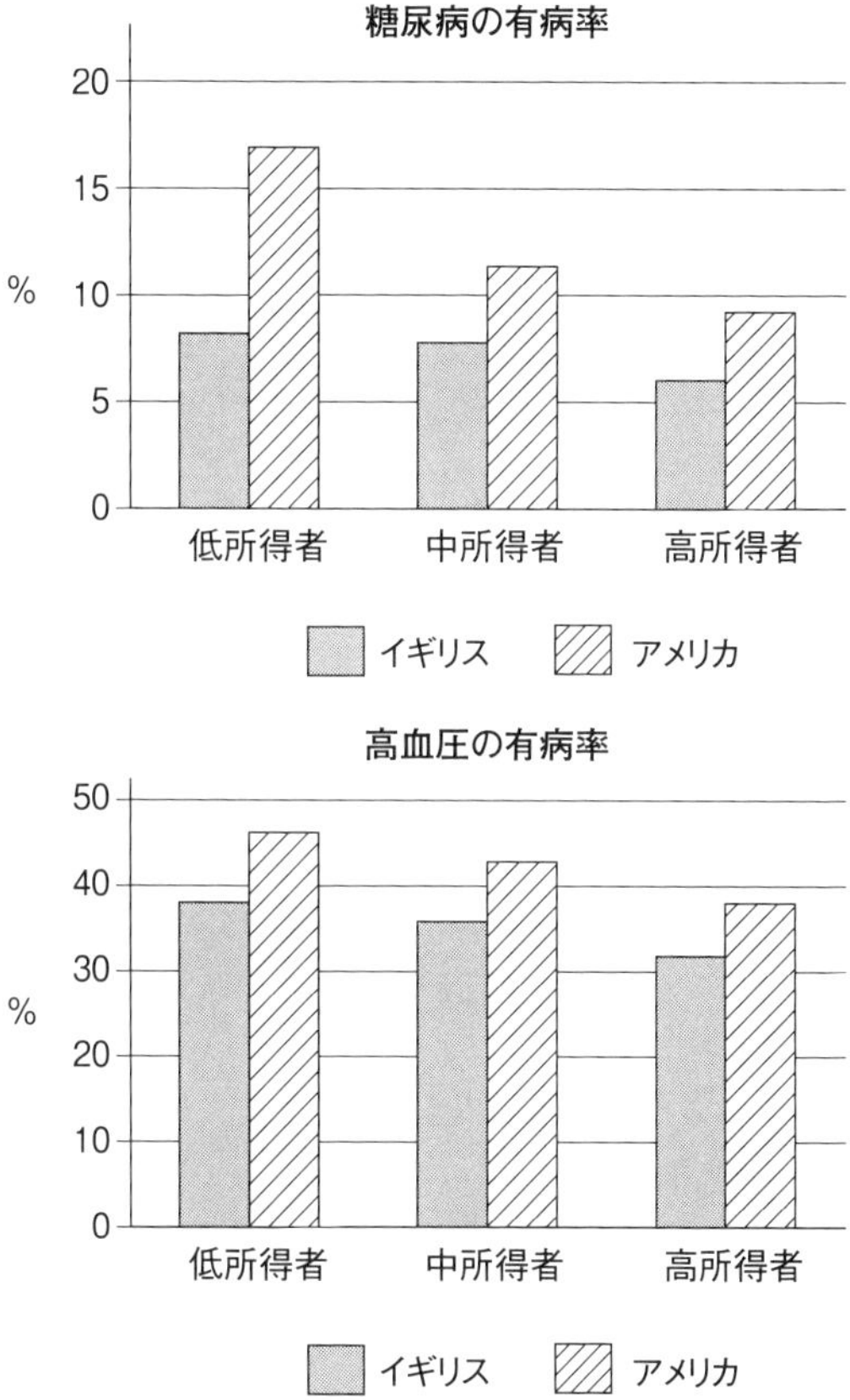

※対象者は55〜64歳の白人のみ

出典/ Banks J, Marmot M, et al. (2006) Disease and Disadvantage in the United States and in England. *JAMA* 295(17): 2037-45.

生活習慣が健康に影響を及ぼすことも確かです。ただ、イギリスとアメリカの平均寿命の違いを生活習慣で説明するのは難しいのが現状です。

例えば、喫煙率はイギリスが21・9％、アメリカが20・1％とほぼ一緒です。また飲酒率はイギリスが30・0％、アメリカが14・1％と、実はイギリスの方が大幅に悪い数字を記録しています（ともに2006年の数字）。また、食事の比較調査が行われていますが、イギリスとアメリカとで大きく食習慣が違うとも思えません。ともに炭水化物や脂質の摂取量が多く、野菜の摂取量が少ない食生活で有名です。フィッシュ・アンド・チップスとハンバーガーとでは、どちらの方が健康に優れているとは言いにくいでしょう。

遺伝も原因のひとつとしてあるかもしれません。遺伝は最近の研究で肥満や寿命に影響を与えることがわかってきています。しかし、その影響も限定的だと言えます。

遺伝については、移民の研究からわかっていることがあります。この研究は、アメリカに移り住んだ人たちがその後どのような健康状態になったのか、追跡調査をしたものです。これによれば、どのような地域の出身かにかかわらず、肥満率が世界一高いアメリカに移り住むと、すぐにその影響が現れ、肥満率が高まりはじめます。肥満率を表す数値に、ＢＭＩ（ボディマス指数と呼ばれ、身長と体重から人の肥満度を測る世界共通の指数）があります。このＢＭＩが、移民がアメリカに来てから10年後には、アメリカの平均的なＢＭＩに追いついてしまうのです。すなわち、全体の傾向として、もともと持っていた遺伝的な素質にかかわらず、アメリカに長く住めば住むほど肥満になる確率が高まるのです。アメリカに移住してから10年で約10ポンド（４・５キロ）体重を増やすこの現象を揶揄して「アメリカ移10（住）現象」と呼べるかもしれませんね。

イギリスとアメリカの比較、また移民の研究を通じてぜひ理解していただきたいのは、**アメリカ人の健康を阻害する要素は環境によるものが大きく、この環境により、アメリカ国民全体が危険にさらされている**という点です。

何か一部の特別な人たちが肥満率を上げており、平均寿命を下げているわけではないのです。国民全員が肥満傾向にあるのです。肥満の人に対して一人ひとり個別に対策を立てることも大切です。ただ、それに加え、環境的なアプローチ、つまり、**その人が暮らしている地域やコミュニティの環境を変えていくことで、いかに国民全員をよい方向**

にもっていけるかについて**も**、私たちは考えるべきなのです。

肥満対策を〝上流〟思考で考える

例えば肥満対策について、社会疫学の〝上流〟思考で考えてみましょう。

臨床医であれば、目の前の患者に対して食事指導や運動指導をすることでしょう。日本には自治体や職場の健康診断や特定健診・特定保健指導（通称メタボ診断）という制度もあるので、過去に指導を受けた人もいることでしょう。

肥満対策として、定期健診の回数を増やしたり、健診内容をより肥満の発見に役立つ形に変更することもできると思います。しかし、それでは肥満になる人に対する早期発見・早期治療はできても、根本的に肥満の人を増やす原因を取り除くことはできません。

そこで、環境に目を向けるのです。まずは人々が住んでいる地域に目を向けてみましょう。

肥満になる人が多く住む地域に、運動を促進する環境があるかどうかを見ます。人々が運動できる公園やフィットネスセンターなどがあるか、夕方や夜でも安全に歩ける道が整備されているかなどを調べ、運動したい時にできる環境があるかを考えるわけです。

また、食生活を取り巻く環境に目を向けることも大事です。その地域でどのような食生活が可能かを見ていくと、十分な栄養のある食生活を営むことが大変なこともあるかもしれません。例えば、**スーパーマーケットや生鮮食料品店が近くになく、高カロリーのファストフード店しかないかもしれません。これらが、そこに住んでいる人々の肥満率を決定的に上げる要因になっている可能性もあります。**

また、そこからもう一段上流の原因を探してみましょう。

交通政策や都市設計を考察してみます。人々が交通手段として何を使っているのかは運動量に大きな影響を及ぼし、住民の肥満率を左右しているかもしれません。

また、食文化や食習慣も考えるべきでしょう。高カロリーな食事、栄養に偏りのある食事が大量に広告宣伝されることにより、人々がそのような食事をとるのは一般的なことだと考える場合もあるでしょう。子どもは、そのような広告宣伝によって、ファストフードを食べることを「かっこいい」と思うかもしれません。このような文化がつくり出されることが肥満の原因になっている場合も十分にあります。逆に、食育や健康教育に対する自治体の取り組みがよい方向に影響を与える可能性もあります。

ここでは引き続き、先ほどのイギリスとアメリカの例を考えてみましょう。交通手段を見た時に、アメリカでは車をよく使います。過去7日間のすべての移動について、どの交通手段を使ったか聞き取り調査をした結果があります。これによると、アメリカでは実に移動の約90%を自家用車に頼っていることがわかりました。

一方、イギリスではどうでしょうか。自家用車の使用は58%程度と、アメリカと比べれば格段に低いです。そして、その分自転車や徒歩で移動する率が高まっています(32・3%)。また、バスや電車を使う頻度もアメリカの実に3倍もあります。

これはアメリカ人、イギリス人の交通手段に関する意思決定の傾向の違いを強く反映していると考えられます。アメリカ人の生活を考えると、徒歩による移動はめんどうくさいもので、最低限に減らすべきものとして認識されています。駐車場から店舗までの数メートルを歩きたくないがために、ドライブスルーでファストフードを注文する人は多いのではないでしょうか?　今ではファストフードの注文だけでなく、銀行でお金の引き出しや、薬局での処方箋による薬の受け取り、郵便局での手紙の発送もすべて車から出ずに済ませられるようになっています。

一方、イギリスでは歩いたり、自転車に乗ったりすることが体にも、地球にもよい習慣として人々に認知されており、その利用が広まっています。

また、このような国民の志向の違いは、その国や地域の交通政策にも反映されています。２０１１年のニューヨークタイムズに、まさにこの点に対して言及していた記事があります。


アメリカの町では青信号を連動させ、交通の流れをよくする改善をしたり、駐車場を探しやすくするアプリをつくる一方で、ヨーロッパの多くの町ではその真逆を行っていて、車を使いにくい環境をつくり出しているのです。手段は色々ですが、その目的は明確です――車を単純に使いにくくすることで、より環境に優しい交通手段を使うように促しています。

（抜粋・要約）


このように肥満原因の「上流」を考察し、上流で対策を練ることで、個人への１対１

での指導では達成できない解決策の広がりが見えてきます。

日本では、これまで、ソーシャルキャピタルや識字率の高さなどに加え、政策担当者や医療従事者など、人々の健康に携わる人々の衛生環境整備などの努力により、世界一の長寿を達成することができました。しかし、格差社会の到来により、今後は社会的な健康の要素に注目した、より強固なパブリックヘルスの施策が求められます。

海外の施策を紹介すると、「日本ほどの長寿を達成していない国の施策を参考にする意味があるのか」という質問が出ることがあります。もちろん、パブリックヘルスの研究が進んでいるイギリスやアメリカでも、長寿を達成するのに苦労していることは事実です。ただ、私はこれまで日本であまり注目されてこなかった海外のよい取り組みは、日本の文化や状況を加味した上で行えば、日本人の長寿を取り戻し、日本をより強固な健康大国にするために大いに役立つと考えています。

次の章では、まず格差社会がどのように健康に影響を与えるのかに着目してみたいと思います。

第2章

経済格差が不健康の源

生き残ったのは誰？——タイタニック号の悲劇

1912年4月15日。この日、イギリスからニューヨークに向かっていた豪華客船タイタニックがカナダ沖で氷山にぶつかり、沈没しました。当時、世界最大の海難事故と称されたこの事件については様々な物語が語り継がれています。『タイタニック』というタイトルで映画化もされたので、知っている人も多いと思います。運よく助かった人、亡くなってしまった人——乗客一人ひとりの運命に思いを馳せた方も多いのではないでしょうか。

社会疫学者にとって、このような事故は社会を読み解く貴重な出来事です。「社会疫学」というレンズを通してこのような出来事を見ると、**誰が生き残るかが「時の運」ではなく、一定の傾向が存在する**ことがわかります。つまり、命が助かる確率に偏りがあるのです。そして、これはまさに、その人（または家族）の**収入や職業、学歴、財産といった人々を取り巻く社会的、かつ経済的な状況（社会経済的状況）が健康に影響を及ぼしている証**なのです。

タイタニックの物語は、実はハーバード大学とも深い縁があります。ハーバードの卒業生であるハリー・ワイドナーという大変読書好きなビジネスマンも、両親とともに船に乗っていました。ワイドナー家は、アメリカの有名な富豪です。この事故で母親は助かりましたが、本人と父親は亡くなりました。その後、母親は本好きだった息子にちなんで、ハーバード大学に多額のお金を寄付しました。それでできた上がったのが、ハーバード大学で一番大きなワイドナー図書館です。

映画を観た方なら知っていると思いますが、実際、タイタニック号の乗客は、彼らのような上流階級の富豪たちだけではありませんでした。労働者階級の人たちも乗船することができました。客室は、１等から3等まであり、それぞれ別の値段が付けられていました。片道の料金で、１等は８７０ポンド（現在の価値で約５００万～８００万円）、2等は12ポンド（同約7万～12万円）、3等は3～8ポンド（同2万～8万円程度）だったと言われています。もちろん利用できる設備や食事など、何から何まで、等級で異なります。

沈没したタイタニック号に乗っていた人数は乗員・乗客合わせて２２０１人でした。この事件で亡くなった乗客８１７人を客室の等級ごとに見ると、生存率に偏りがあったことがわかります。

	死亡者数／乗っていた人数
1等客室	122／325人（生存率62％）
2等客室	167／285人（生存率41％）
3等客室	528／706人（生存率25％）

ご覧の通り、等級が下がれば下がるほど、生存率は低くなることがわかります。1等客室から順に生存確率が下がっており、3等客室に至ってはたったの25％でしかないのです。これは、乗客の救出を優先したであろう乗員の生存率と、ほぼ同じでした。

なぜこのようなことが起こったのでしょうか。

等級の高い人は船の中でより上層にいて逃げやすかった可能性があります。実際、救命ボートはすべて、船の上部、つまり1等客室の近くに備えられていました。また、乗務員が1等客室から順に避難を案内したことも関係しているかもしれません。ハーバードでの私の授業では、もともと1等に乗る人は3等に乗る人よりも体力があったのではないかと答える学生もいました。また、１等に乗るような人たちは、事故が起きた時にどのような行動をとったらよいのかなど知識があったのではという回答もありました。いずれにしろ、船に乗った時点で、自分の客室の等級によって、生き残れる確率は決まっていたのです。社会経済的状況、つまり収入や学歴、職業などその人を取り巻く状況により、命の重さが決められてしまう。これは悲劇としか言いようがありません。

タイタニックの客室は、社会経済的状況による格差の例にすぎません。私たちの日常の生活においては、住んでいる地域の環境における格差かもしれません。例えば、自分が通院可能な病院の質が他と比べて劣っているとか、健康によい食料を売っている店が少ないなどの環境の違いかもしれません。

その人が置かれた社会経済的状況によって、住む家や食べ物、医療へのアクセスなど、健康状態を左右する要素が決められているのです。だからこそ、社会経済的状況と健康状態が強く関係しているのです。

社会経済的状況は、一生にわたって様々な形で健康に影響を及ぼします。中でも重要なポイントは、健康は「年月を経て積み上げられる」ということです。つまり、人間は若い頃や子どもの頃、またはお腹の中の赤ちゃんだった頃に受けた影響を、よくも悪くも大人になってからも引き継いでいくのです。だからこそ、社会経済的状況は、年を重ねるにつれ、健康に大きなインパクトを与えるのです。

収入や学歴、職業による健康格差

今でこそ、社会経済的状況と健康の関係は広く言われていますが、職業や生活状況と健康の関係については、1500年代中頃には、すでに研究されはじめていました。実際、中世のヨーロッパで、鉱山労働者に珍しい病気が見つかり、特定の職業と病気の発生率について調査したことが記録に残っています。その後20世紀に入り、家賃の値段によって区分けされた地区での死亡率の比較や、生活状況による腸チフスの発生率の比較など、現在の社会経済的状況の調査につながるような研究が、特にヨーロッパを中心に盛んに行われるようになりました。最初の研究から数百年経った今でも、社会経済的状況と健康の関係は、疫学の歴史の中で決して覆されることのない、最も強固な発見だと言われています。

現代社会において、社会経済的状況はどのくらい健康に関係しているのでしょうか。社会経済的状況は、色々な測り方がありますが、多く使われるのは所得や学歴、職業です。百聞は一見にしかずということで、ここでいくつかのグラフを紹介したいと思います。

ひとつ目は世帯の収入と死亡の関係を表したアメリカの図2－1です。所得が上がれば上がるほど、死亡率が下がります。ふたつ目は、学歴と死亡率を表したアメリカのデータです（図2－2）。学歴が上がれば上がるほど、死亡率は下がっています。男性に至っては、教育を受けた年数が12年未満の人と12年以上の人では、死亡率は約2倍の差があります。3つ目は職種と死亡率を表したイギリスの図2－3です。管理職など組織での地位が高いほど死亡率は低くなっています。この調査の対象者は公務員なので、全員が衣食住足りるだけの給料はもらっており、階層が下でも決して貧しいわけではありません。また、彼らは健康保険にも入っています。公務員として同じ職場で働いているにもかかわらず、職種によってこれだけ死亡率が変化することを示しています。社会経済的状況が健康に結びつくのは、死亡率だけではありません。最後の図2－4は、所得

2−1　世帯所得ごとの死亡率比較（アメリカ）

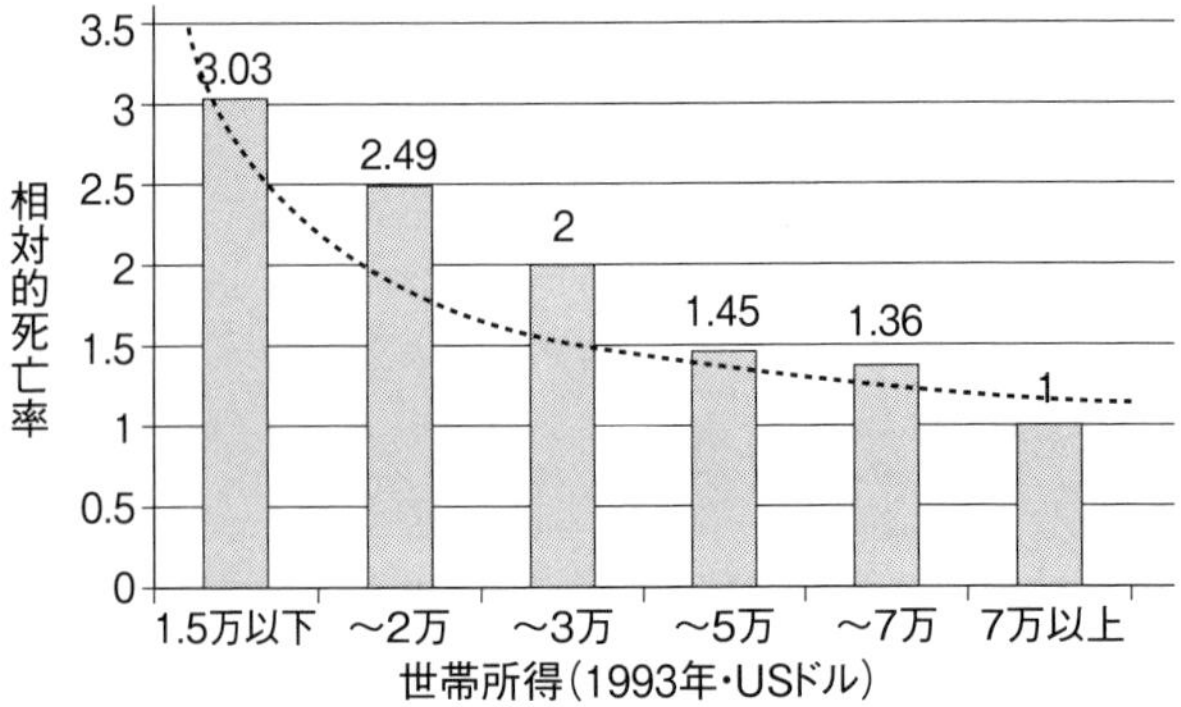

出典/ McDonough P, et al. (1999) Income dynamics and adult mortality in the United States, 1972 through 1989. *Am J Public Health* 87(9): 1476-83.

2−2　教育レベルごとの
慢性疾患による死亡者数（25〜64歳のアメリカ人）

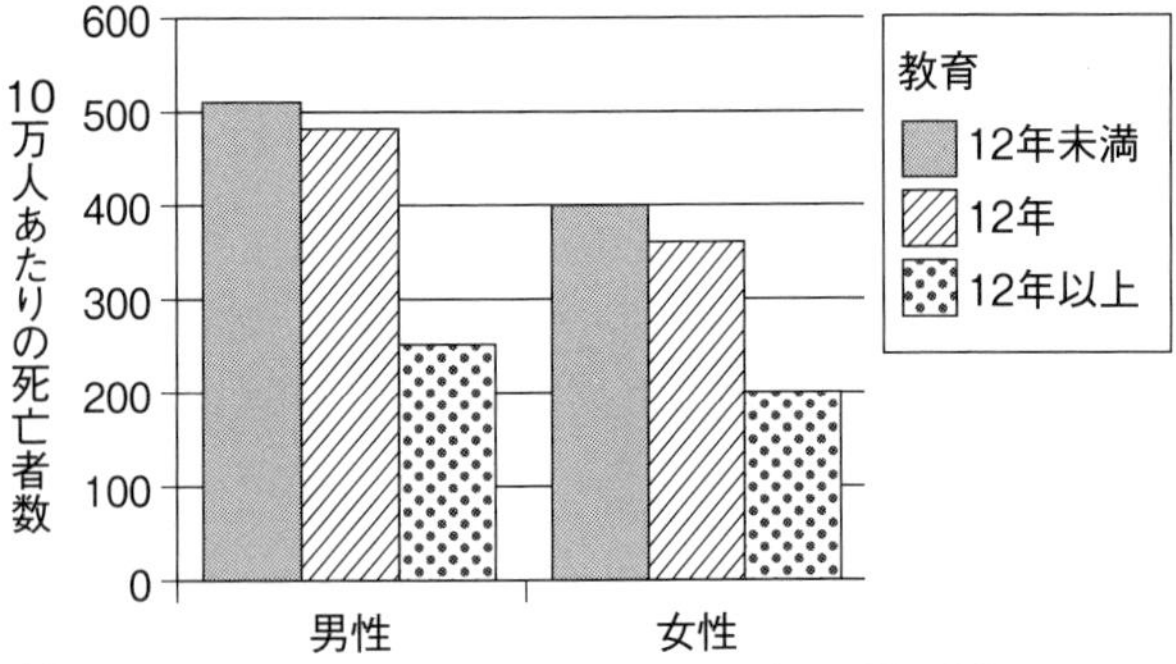

出典/ National Center for Health Statistics (1998) *Health,UnitedStates,1998 with Socioeconomic Status and Health Chartbook.*

ごとの喫煙率の割合を示したアメリカのデータです。所得が高いほど喫煙率が下がります。このように、**死亡率だけでなく、喫煙率等の健康に関連のある行動においても、先ほどのタイタニックの生存率のグラフのように、人々が所属する「階層」によって、棒の長さが異なる**のです。これこそが**格差が健康に与える影響**です。

人間一人ひとりの命は、同じように尊いものです。しかし、実際は、**自分が所属するグループによって、命の長さが決まってしまう**——つまり、社会格差が命の格差になることを表しています。

この章では、中でも、経済格差に着目して、健康との関係を検証していきます。経済格差の中には、所得や賃金、財産などの格差が含まれますが、ここでは所得の格差に注目して見ていきましょう。

世界的に広がる所得の不平等

社会経済的状況を表すのに重要な、「所得」の不平等が世界的に広がっています。アメリカでは、２０１１年に、所得の不平等に抗議するために、人々がウォール街を占拠

2−3　階級ごとの死亡率比較(イギリス)

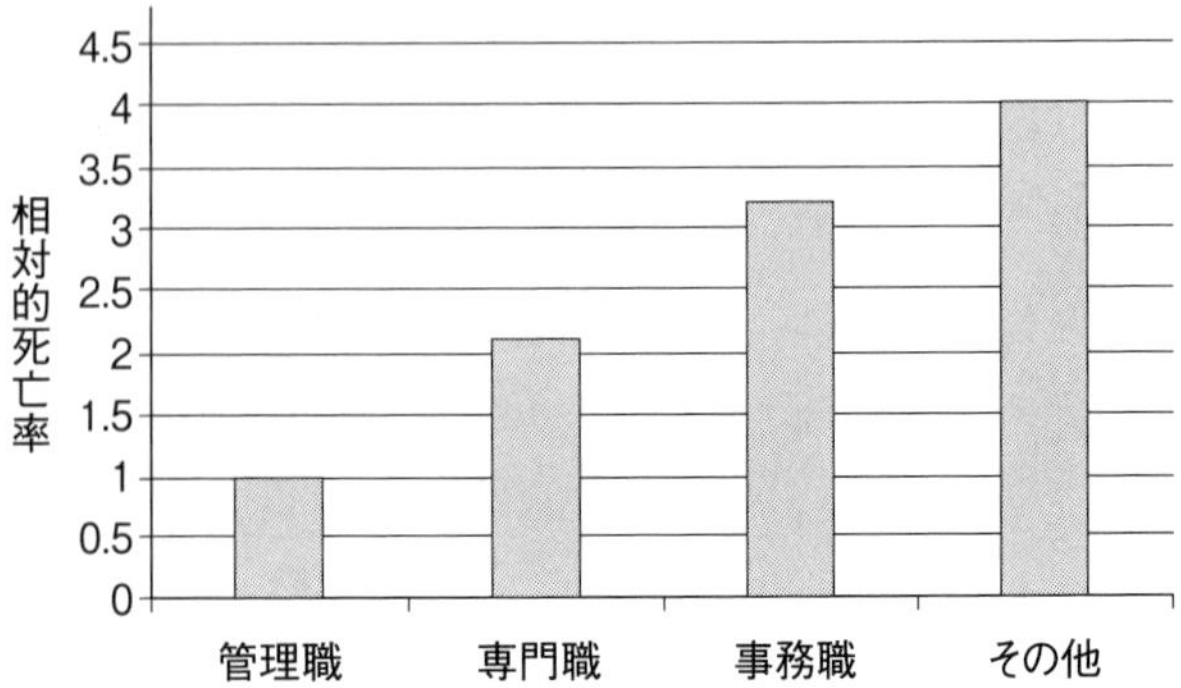

出典/Rose G, Marmot M (1981) Social class and coronary heart disease. *British Heart Journal* 45(1): 13–19.

2−4　世帯所得ごとの喫煙率(アメリカ)

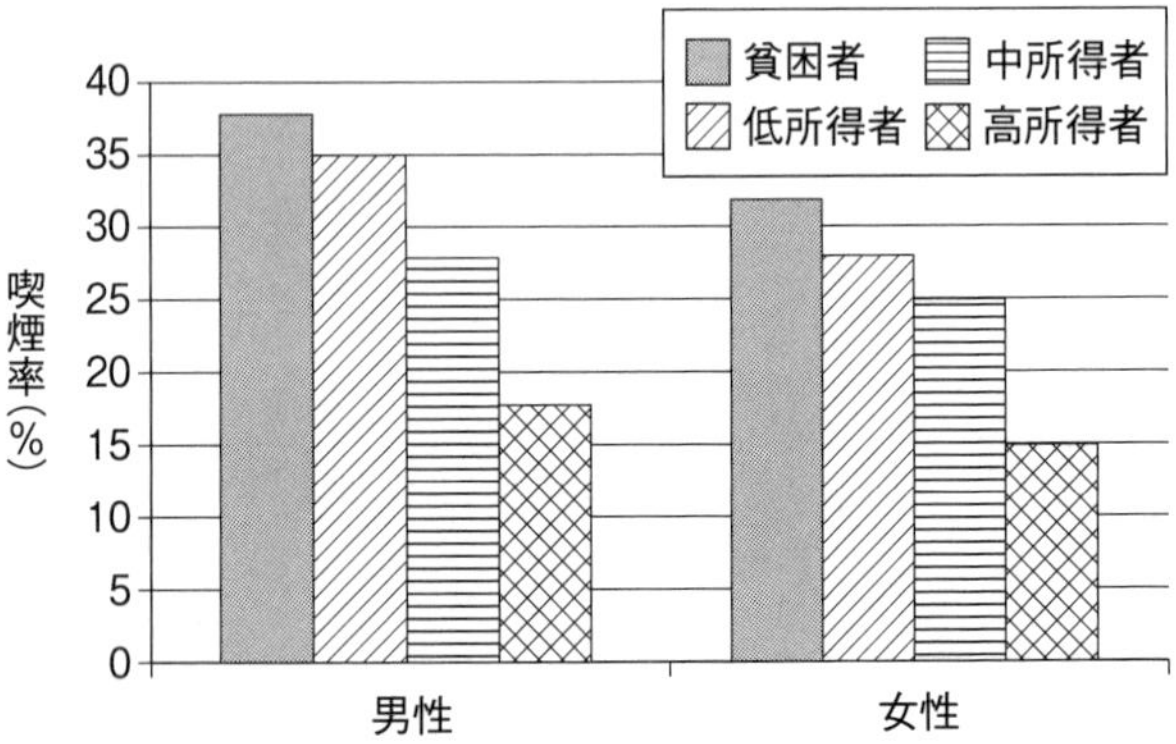

出典/National Center for Health Statistics (1998) *Health,UnitedStates,1998 with Socioeconomic Status and Health Chartbook.*

する運動（Occupy Wall Street・通称オキュパイ）を行いました。この事件に代表されるように、所得の格差は、人々の不満につながっています。これは、アメリカで富める1％の人のみが所得を増やし、残り99％の人の所得が伸びていないことに不満を感じた人々が、格差是正を求めてウォール街の公園を占拠した事件です。占拠は２０１１年９月から11月まで続き、全米や世界各地に広がりました。

所得の不平等を測る指標として「ジニ係数」という指標があります。ジニ係数の範囲は０から１で、係数の値が０に近いほど格差が少ない状態、１に近いほど格差が大きい状態であることを意味します。ですから、ジニ係数が０であれば、全員が全く同じ所得を得ていることになります。ちなみに、アメリカは０・４１（２０１３年）、スウェーデンは０・２５（２０１３年）で、日本は０・３８（２０１１年）程度です。

日本の格差は、アメリカと比べると小さいです。しかし、格差が広がりつつあるというのは、心配な事態です。

格差は、「負け組」のみならず「勝ち組」の健康にも影響する

ここまできて、読者のみなさんは、「所得の格差はそれほどまでに人々の健康に影響を及ぼすのか」と不思議に思われるかもしれません。私が格差の話をすると「貧乏だから不健康になるというのはわかるが、格差は、お金持ちにとっても問題なのでしょうか？」という質問をよく受けます。

答えはＹＥＳです。

格差が大きい社会は、所得が高い人の健康にも影響を与えることが、現在の社会疫学の研究からわかっています。

もちろん、格差のあるなしにかかわらず、貧困は健康に影響を及ぼします。しかし、**格差がある社会では、貧しい人だけでなく、お金持ちの人も含めた、人々全体の健康状態に影響を与える可能性がある**のです。なぜそんなことになるのでしょうか。具体的に、経済格差が健康に影響を与える背景には、４つのメカニズムがあります。

【所得格差と健康のメカニズム①　経済格差が社会に絶対的な影響を与える】

2−5　個人の所得と寿命の関係

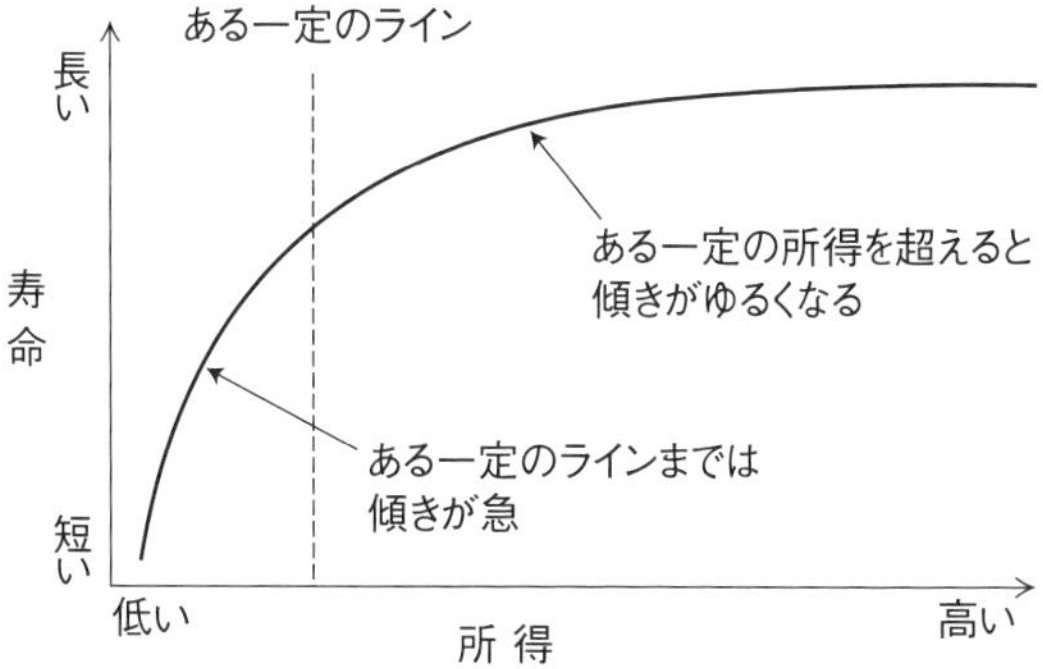

出典/ Rodgers　GB (1979) Income and inequality as determinants of mortality: an international cross-section analysis. *Population Studies* 33(2): 343-51.

まず、所得格差について説明する前に、所得と健康の基本的な関係について説明します。図２−５を見てください。

これは、所得と寿命の関係を簡単に表したものです。横軸が所得、縦軸が寿命を表します。所得が高くなると、寿命が長くなることが理解できるかと思います。これを想像するのは簡単かもしれません。ここでみなさんに注目してもらいたいことは、所得と寿命の関係が直線ではなく、曲線で描かれるという点です。この前に紹介した所得と死亡率のグラフ（44ページ図２−１上参照）も、グラフの構成上、反転した形になりますが実はよくよく見ると直線ではなく、このカーブと同じような曲線になっていることがわかるでしょうか？　その上で、図の傾きに注目してみてください。図中にある点線より左側、つまり**ある一定のラインよりも所得が低い時のカーブと、高い時のカーブの傾きに差があること**がわかるでしょうか。所得と寿命の関係がこのようなカーブで表現されるのには理由があります。

ひとつは、人はどんなにお金持ちであっても、必ず年をとり、死ぬためです。つまり、お金がたくさんあるからといって永遠の命を手に入れることはできません。したがって、「最高の健康度」には、限界があります。ですから、右側のカーブは最後なだらかになり、最終的には平らになります。

また、基本的には、所得が増えることで寿命は長くなるのですが、その効果は、収入が低い時の方が現れやすいためです。つまり、低所得の人たちは、少し所得が増えるだけで劇的に寿命を延ばせる可能性があります。例えば、最低限の栄養ある食事や、インフルエンザの予防接種、体調が悪い時に病院に行くことなどは、ある一定以上の所得があれば、日本ではほとんどの国民が手に入れることができるでしょう。これらがあるのとないのとでは、生きるか死ぬかに大きな差を与えます。一方で、所得の多い人のみが手に入れられる高度な手術などは、単価が非常に高い上に、個人の寿命や健康に対する影響は相対的に小さいと予想できます。それがこのような図になる理由です。

その上で、先ほどの図に加筆したものを見てください（図２－６）。ここでようやく本格的な格差の話になります。格差の小さな国と大きな国で、なぜ寿命に違いが出るのかを説明したものがこちらです。とんちクイズのようなからくりなのですが、数学が苦手な人にも、できるだけやさしく説明するのでついてきてください。

横軸は先ほど同様所得を、縦軸は寿命を表します。わかりやすくするために簡単な数字を使います。

まずは横軸のみ見てください。格差の小さな国Ａには、所得２００万円の国民が１００人（Ｘ２）と、所得３００万円の国民が１００人（Ｘ３）いるとします。一方、格差の大きな国Ｂには、所得１００万円の国民が１００人（Ｘ１）と所得４００万円の国民が１００人（Ｘ４）いるとします。どちらの国も、国民の所得の合計は５億円で、一人あたりにすると、国民の平均所得は２５０万円です。ここまでは大丈夫でしょうか？

次に、縦軸に注目しましょう。先ほどの国民の所得と平均寿命のカーブが交差する地

2−6　国Aと国Bの平均寿命の差

国A…格差少ない

所得200万円の人…100人　平均寿命75歳

所得300万円の人…100人　平均寿命77歳

国B…格差大きい

所得100万円の人…100人　平均寿命70歳

所得400万円の人…100人　平均寿命78歳

国民の平均所得はどちらも250万円だが**平均寿命は…?**

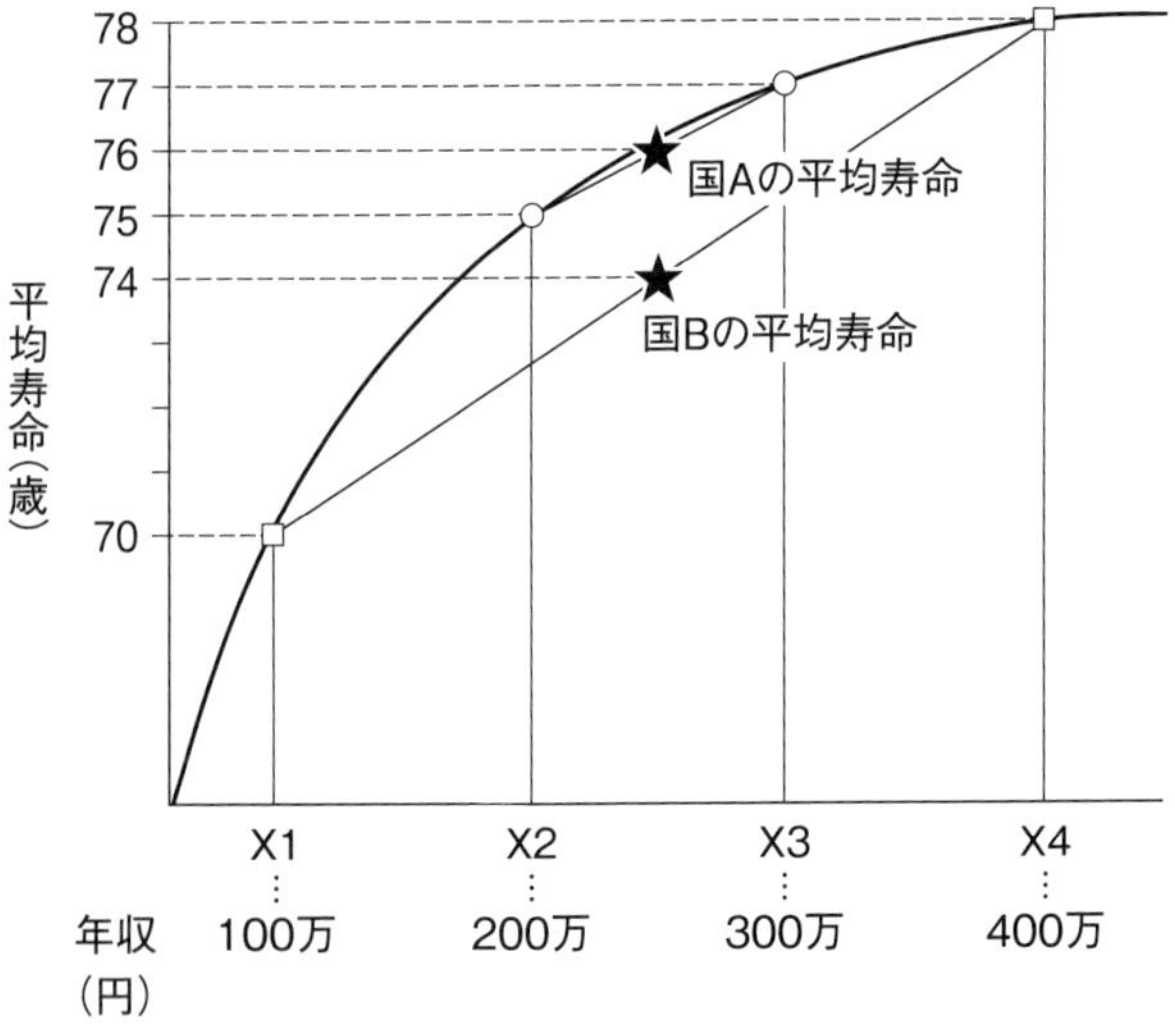

出典/ Deaton A, Lubotsky D (2003) Mortality, inequality and race in American cities and states. *Soc Sci Med* 56(6): 1139-53.

点が人々の平均寿命です。格差の少ない国Aの人々の寿命は、低所得の人は75歳、と高所得の人は77歳のところで点がぶつかりました。したがって、この国の平均寿命は76歳ですね。同じようにすると、格差の大きい国Bで低所得の人の寿命は70歳、高所得の人の寿命は78歳となり、平均寿命は74歳になります。

勘のいい方はもうおわかりですね。両国ともに、国民の平均所得が同じでも、所得格差の大きいB国の方がA国よりも、寿命が短くなります。そして、格差の大きな国で寿命を延ばすためには、高所得の人の収入を低所得の人に回す――つまり、ここでは、国Bの高所得の人々それぞれの100万円を、低所得の人々にあげると想定すると、国の格差は国Aと一緒になり、寿命も延びるのです。

税金などを通じて所得の再分配を行うことは、ある意味、健康政策だと考えてもよさそうです。つまり、国民の健康状態をよくするためには、医療政策や健康施策といった健康に直結した働きかけだけでなく、所得の再分配を管轄する、一見、健康とは直結しないような政策が、実は健康増進に大きな可能性を持っていることも多いのです。

格差が生じると、国民の平均的な健康状態にひびく――メカニズム①は、この現象を説明しています。

【所得格差と健康のメカニズム②　経済格差が地域の環境に影響を与える】

格差が大きい社会とは、どのような社会でしょうか。メカニズム②は、経済格差が地域の環境に与える影響を説明しています。

アメリカでは、同じ町でも、通り一本挟んで最貧国と変わらない状態の貧困地区と、最高の医療が受けられるような高級住宅が並んでいるような地域がよくあります。貧困地区では、感染症や暴力、殺人などがよく起こります。こういった状況は、少なからず、同じ町に住む高所得者にも影響を与えるでしょう。治安が悪いために、外で運動できず、常に安全に気を配らなければならないため余計なストレスがかかるかもしれません。

また、人々の経済格差は病院などの社会的なインフラにも影響を与えます。例えば、所得の低い人のために、高所得者の医療アクセスに制限が出てきてしまうかもしれません。

アメリカでは多くの低所得者が健康保険に加入していません。しかし、公立の病院はもし彼らが救急処置室に来た場合、もちろん治療せざるを得ません。その結果、健康保険に入っている人たちの救急処置室の待ち時間が長くなってしまいます。実際、症状が重くなるまで病院に行けなかった保険に入っていない人々が、救急処置室にたくさん来てしまうことがあります。そのために、保険に入っていた高所得者が、医師の診察を待っている間に亡くなったケースがいくつもあります。これはまさしく、所得格差が格差の上の方の人々に与える影響です。

このようなことを懸念して、高所得者が基本的なインフラを自分たちで確保しようとし、社会全体の健康が悪化することも考えられます。例えば、高所得者は自分の子どもを私立の学校に行かせたがります。また、質の高い病院に行ったり、自分で警備員を雇うなどします。つまり、高所得者が今まで社会全体でまかなっていた、教育、医療、警備などの基本的なインフラに関して、自腹を切って自分たちのためだけに個人で負担するようになるのです。

その結果、高所得者は、自分たちの税金が他の人のインフラを支えることに不満を募らせ、最終的に高所得者への税金を少なくすることにもつながりかねません。これはまさにアメリカで過去20年間起こってきたことです。すると次に何が起こるか——財務省に行く国民の税金は少なくなり、**社会的なインフラへの投資が少なくなってしまう**のです。結局、低所得者に提供される社会インフラの質が低下し、地域全体の一層の健康状態の悪化を招く可能性があります。このような状態は、先ほど説明した通り、同じ地域に住む高所得者にとってもプラスではありません。格差が広がると、このような悪循環を引き起こしてしまうのです。これでは、ますます格差は広がる一方です。

図2－7を見てください。これは、アメリカ各州の所得格差（ジニ係数）と死亡率の関係を表したものです。データ自体は2003年と少し古いのですが、状況をよく表しているのでこの図を使います。この図から、所得格差と死亡率は関係があることがわかります。所得格差の大きいワシントンD．C．は死亡率が高く、格差の少ないニューハンプシャー州は死亡率が低いです。同じ分析を都市ごとに行った場合も似たような結果になり、所得格差と死亡率の関係が認められました。先ほど、所得格差を測る指標としてジニ係数を紹介しました（アメリカは0・41〈2013年〉、スウェーデンは0・25〈2013年〉で、日本は0・38〈2011年〉程度）。調査では、このジニ係

2−7　アメリカの州ごとのジニ係数と死亡率の関係

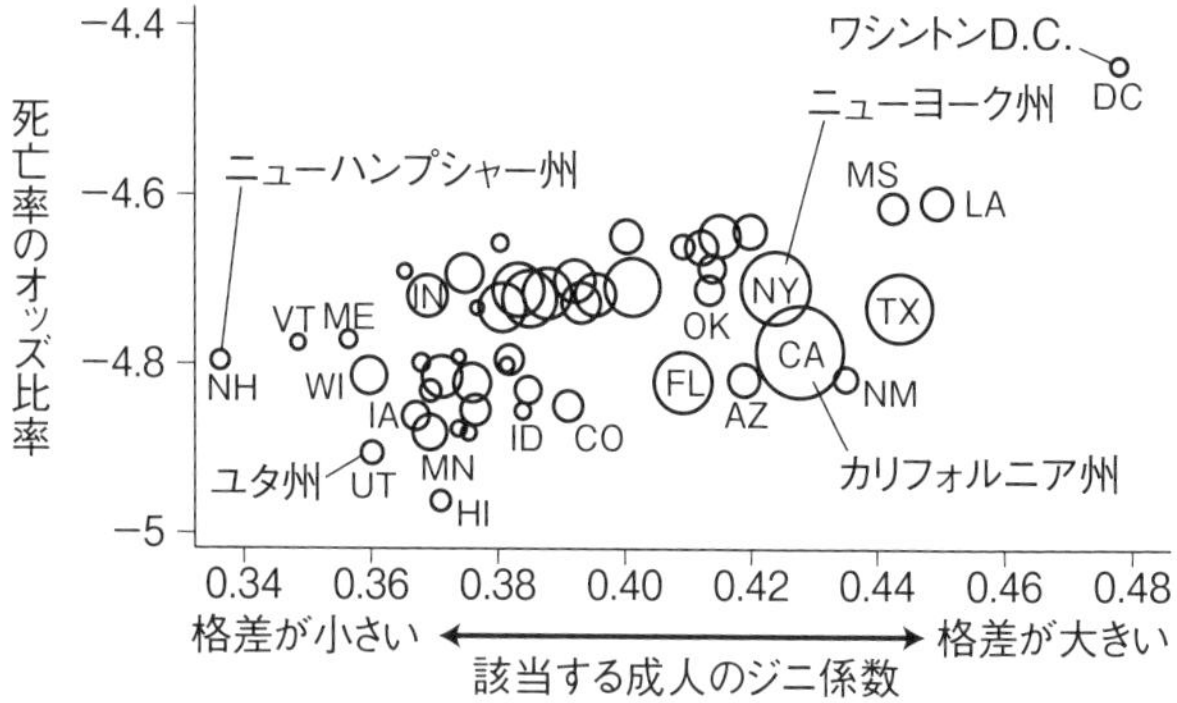

※円の大きさは人口を表しています。

出典/ Deaton A, Lubotsky D (2003) Mortality, inequality and race in American cities and states. Soc Sci Med 56(6): 1139-53.

数が０・０５改善するごとに８％程度死亡率が減ることがわかりました。つまり、その**地域の格差が少なくなればなるほど、死亡率が下がっている**のです。

８％と聞くとあまり大きな影響はないと感じるかもしれません。しかし、それは大きな間違いです。アメリカでは毎年約２５０万人の人々が亡くなっているのですが、このうち８％とすると、約20万人です。そして、この「８％＝20万人」には、低所得者も高所得者もすべての人が含まれます。格差が解消されるごとにこれだけの人の命が救われるというと、影響力の大きさがわかると思います。**社会全体の死亡率をここ**

まで改善できるような施策はあまりない中で、経済格差の縮小は、きちんと行われれば国民全体の命を救う施策になるのです。

逆に言うと、所得格差の広がりにより国民全体の死亡率が上がった場合——この場合は、お金持ち、貧乏関係なしに格差の影響で亡くなる人が増えます。これはまさに格差が社会全体に与える影響です。つまり、**所得の多い少ないに関係なく、格差社会の「ツケ」は全員で支払わなければならない**のです。

【所得格差と健康のメカニズム③　持たざる者から持つ者への心理的な影響】

日本でも、長者番付（高額納税者番付）が発表されていますが（2006年に廃止）、自分の所得と他人の所得や、平均所得を比べたことはありますか？　全く比べたことはないという人は、少ないかもしれませんね。私より有名な野球のイチローは、自分の何倍の給料をもらっているのだろうか？　今年の世界の長者番付は？　と私もついついチェックしてしまいます。所得だけではありません。土地や財産、貯金など、お金にまつわる比較はいくらでもできそうですね。

ここでは、「他人との比較」が鍵になって起こる、格差が健康に影響を与える3つ目のメカニズムについて説明します。

ちょっと想像してみてください。あるふたつの国があったとします。

国C　自分の年収：500万円　　自分以外の周りの人の収入：250万円
国D　自分の年収：1000万円　自分以外の周りの人の収入：2500万円

みなさんは、どちらの国で生活したいですか？　ちなみに、ふたつの国の生活費や物価は一緒だと考えてください。

授業でこの質問をすると、それぞれほぼ半分ずつに分かれます。

それでは次に、健康で毎日ハッピーに暮らすためにはどちらの国の方がよいかという視点で考えてみてください。いかがでしょうか？　「ハッピーに」というところがポイントです。

この質問をすると、先ほど半々ぐらいだった人たちが3対1くらいの割合でCを指示するようになります。みなさんはいかがでしょうか？

先ほどヒントを出しましたが、ここで説明するメカニズムは、**金額そのものが問題な**

のではなく、社会（ここでは国）において、他の人と比べて、自分の所得がどの位置にあるのか——高いのか、低いのかということが、その人の健康を決定する要因になるという考え方をします。ですので、自分の収入は５００万円でも、周りの人より多いと感じることが大切なのです。私の授業では、アメリカ人の医師が多いので、何としても年収１０００万円は死守したいという人が多いのかもしれません。

他の人と自分を比べることは、人間にとって、大きなストレスです。**周りと自分とを比較し、自分がその社会の標準的な所得に達していないと感じた場合、そのストレスが高血圧などを引き起こし、健康リスクを引き上げる**のです。もし自分の収入が周りの人より少ない場合、人と比べることでネガティブな気持ちになり、ストレスを感じてしまうでしょう。もちろん、そのような状況においても、人と比べることなく、ストレスを感じずにいられる人もいると思います。自分の収入が誰よりも多ければ、格差のない世界に住むより、気持ち的にはハッピーかもしれませんが！　でも、多くの人は、周りと自分を比べることで、ネガティブな気持ちになってしまうのです。

面白い経済学者がいて、この「周りとの比較」を数式で表しました。周りの人と自分の所得の差について、その人が感じる距離感を数字で測れるようにしたのです。

実際、この数式を使って、自分が感じる距離感が健康に与える影響を確かめたアメリカの研究があります。この研究では、年齢・学歴・人種・居住地の面から自分と同じような状況にある人たちの平均所得と自分の所得を比べました。その際、そこからの自分との乖離《かいり》、つまり、その人が感じるであろう「距離感」を測定しました。そして、人々が感じる距離感が、死亡率と関係があるのかを調べました。

その結果、感じる距離が増えるごとに、死亡率が上がることがわかりました（図2−8）。特に、同じぐらいの年齢の人の平均所得と、自分の状況を比べた時には、平均からの距離感が1区分増えるごとに、死亡率が57％上昇することがわかりました。また、死亡率だけでなく、喫煙率や肥満率、精神科の治療を受けている率なども、距離感があればあるほど上昇していたのです。**知らず知らずのうちに、自分と周りとの所得を比べてしまうことで、健康に影響が出てしまう**のです。

【所得格差と健康のメカニズム④　社会での目に見えない「順位」が体に影響を与える】

2−8　相対的所得と感じる距離

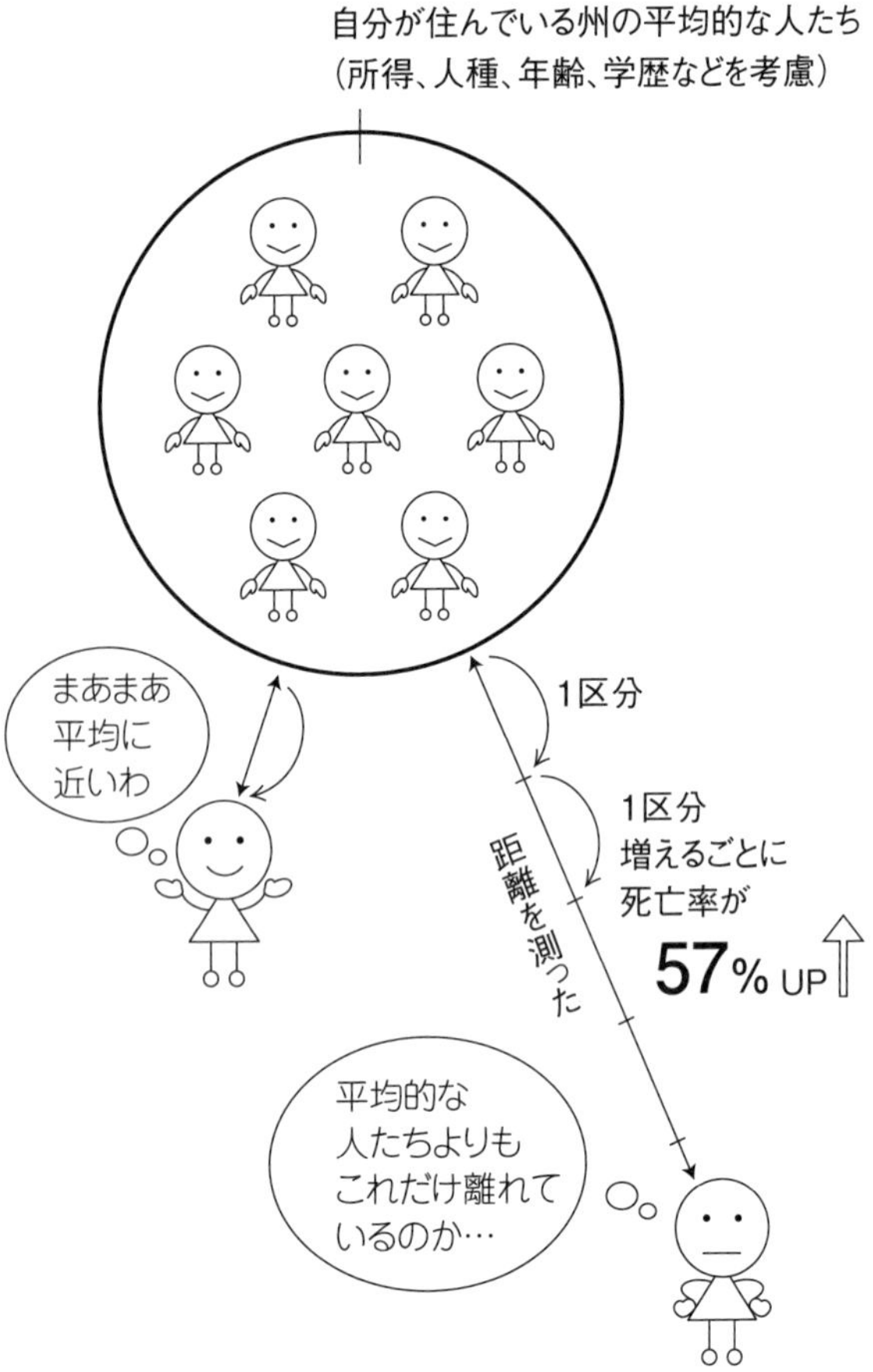
自分が住んでいる州の平均的な人たち
（所得、人種、年齢、学歴などを考慮）
まあまあ
平均に
近いわ
1区分
1区分
増えるごとに
死亡率が
57% UP
距離を測った
平均的な
人たちよりも
これだけ離れて
いるのか…

出典/ Eibner,C.E.,Sturm,et al (2004)
Does relative deprivation predict the need for mental health services?　*J Ment Health Policy Econ* 7 (4):167-75 を元にイメージ図を作成

お金に関して人と比べることで、それがストレスになって健康を害するという話をしました。人というのは欲深いもので、お金だけでなく色々なものを比べてしまうのです。**お金の次に比べやすいもの――それは、社会的な地位や名声**です。

最近、学生たちと話すと、他人の成功話が次々目に入ってくるフェイスブックやツイッターなどはストレスになるので、退会したり意識して見ないようにしていると言う人が結構います。

ハーバードに入っている時点で、世間からはエリートとして見られる彼らでも、さらに上と自分を比べてしまうのです。そういう学生には、しばらくパソコンに向かうのをやめ、景色のよいチャールズ川沿いを走ってきなさい！　と伝えます。どうしたって、他人の芝生は青く見えるものなのでしょう。みなさんの中でもそういう人がいたら、即刻パソコンの電源を切って、外の空気を吸ってきてください。

こう考えると、先ほどのお金同様、成功や名声、地位などを含む、社会での目に見えない自分の「順位」も、健康に影響を及ぼすことは何となくわかるでしょうか。

動物界では、集団の中で地位のランクが形成され、それが、健康に大きく影響を及ぼすことは証明されています。例えば鶏の群れの場合、より地位が高い鶏からえさを食べます。このような仕組みにすることで、地位が高い鶏は安定してえさを手に入れることができます。一方、地位が低い鶏は、高い鶏たちが食べ終わった後やっとえさにありつけます。すると、群れ全体が獲得したえさの量によって、その日食べられる量や栄養の度合いが変化してしまいます。

影響はこれだけではありません。その後の研究によって、食べる順序以外の理由にも、群れの中での地位が動物の健康に影響を及ぼすことがわかりました。ニホンザルの群れを使った研究でこのことが実証されています。群れのリーダーとなった雄を別の群れに入れ、集団の中での地位を低くする実験をしました。すると**地位が低くなったニホンザルは、十分な食料、医療を受けているにもかかわらず、その群れのトップランクの地位にいるニホンザルと比べて格段に寿命が短くなったのです。**

このような順位の変化を人間で試すのは難しいのですが、私の同僚が似た状況をつくって行ったハーバードでの実験があります。

何をするかを伝えられていない女性42人に集まってもらいました。その際、この42人の女性たちに加え、実験側で、「サクラ」となる実験参加者のふりをした人たち（実際は実験スタッフ）も用意し、みなさんに簡単なテストをしてもらいます。この時、42人の女性たちの答えに対し、サクラの参加者にランダムに偉そうな態度か、好意的な態度をとるよう指示しました。これにより、サクラの被験者たちに偉そうな態度をとられた時は集団で自分の地位を低く感じ、好意的な反応を受けた時は自尊心が高まり、自分が集団の中で相対的に高い位置にいると感じるような環境を擬似的につくり出したのです。

実験では、最初、参加者たちにサクラと普通におしゃべりしてもらいました。その後、絵をふたつ並べ、女性たちに「どちらが美しいか？」と聞きます。この問いに対して、彼女たちの答えにかかわらず、サクラの参加者たちが偉そうな態度をとるようになっていた時は「なぜそっちを選ぶのか？　理解ができない」といった否定的な反応を示してもらいました。逆に、好意的な態度をとるようになっていた時には、「素晴らしい選択です!!　この絵のよさがわかるとは、さすがです！」といった、女性たちの自尊心を高めるような反応をしてもらいました。

このような状況下で、心肺機能がどのように変化をするのか観察しました。

するとスタートはどの女性も同じような水準だった血圧が、地位が低いと感じる時には血圧（収縮期）が上がっていました。もしこれが地位が低いと感じることで日常的に起こっていると仮定するならば、健康に与える影響は計り知れないでしょう。

先ほどの所得も今回の地位も、**人との比較によって順位の高低が決まり、それが健康に影響を及ぼす**という点では同じです。高い人がいれば低い人が出てきてしまいます。しかし、**地位が厄介なのは、政策などで働きかけることが難しい**ことです。所得に関しては、税金などにより、所得の高い人の財産を低い人に回したりすることができるでしょう。しかし、社会的な地位は、人為的になんとかすることができません。

相対的な地位が低い人々の健康に対して、どのようにアプローチをすればよいのか、考えなければならないのです。

必ず起こる健康格差を最小化するために

ここであげた4つのメカニズムはどれかひとつが有力で、ほかがそうでないというものではありません。**格差の状況に応じて検証し、当てはまるメカニズムに基づいて対策**

を練ることが大切です。また複数のメカニズムが作用することもよくあります。

例えば、ある国で平均的な所得だった人が、格差の大きい不平等な社会に移り住んだとします。この時、先ほど紹介したメカニズム①（所得格差のあるところで健康度合いが引き下げられる）やメカニズム②（格差の大きい地域は、治安が悪かったりインフラが整っていなかったりすることが多い）の観点で考えると、この人の健康は引き下げられる可能性が高いことがわかります。一方、メカニズム③（相対的所得）やメカニズム④（相対的地位）を使って考えれば、むしろ健康は引き上げられる可能性が高いことがわかります。なぜなら、以前に比べて、自分より収入の少ない人が増えたり、自分の社会的な地位が高いと感じる機会が増え、健康水準が上がる可能性があるからです。

このように、４つのメカニズムが相反する結果を導くこともあります。「経済格差」と一口に言っても、格差がどのように健康に影響を与えているのか、与えそうなのか、注意してみることが大切です。

格差がない社会が健康度合いを高めることは事実です。しかし、資本主義を社会の基礎とする以上、収入や地位の違いを「なし」にすることは不可能でしょう。ですから、

資本主義の国においては、健康格差は必ず発生します。でも、がっかりしないでください。**そこで何ができるかが求められているのです。**

起こった格差を最小限に抑え、底辺の人々が最低限の生活をできるようにすることは可能です。例えば、低所得の家庭に生まれた子どもにも質の高い教育を与えることで、就職の時には他の人と同じスタートラインに立つことができるでしょう。また、医療制度を充実させることで、病気で生じる機会損失を最小限にとどめ、多くの人が病気になっても、短期間で再度収入を得られる状態にすることが、健康を守ることにつながるのです。格差の底辺にいる人たちが最低限健康を守れる工夫をすることもできるでしょう。

また、所得格差については、特に、最低賃金を物価水準に合わせて調整することも大切です。設定した水準で賃金が支払われていることを確認することも、施策を実行する立場としては見逃してはいけないポイントであることは言うまでもありません。

格差は次世代に引き継がれる——生まれる前から肥満になるか決まっている？

経済格差をはじめとする社会経済的状況と健康の関係が厄介なのは、**本人の健康に対**

して悪影響があるだけでなく、その子どもなど、次世代に対しても影響があることです。

アメリカで行った調査の例を紹介しましょう。この研究では、親の所得が低い男女885人に関して、親の所得と本人が30代になった時の肥満率を調べました。その結果、子どもが胎児だった時から生後12か月の間に親が低所得だった場合、子どもが成人してから肥満になりやすいことがわかりました。普通に考えると、親がお腹の子どもに十分な栄養を与えることができなければ、子どもはどちらかというとやせているようなイメージを持ちます。しかし、この研究では、反対の結果が出たのです。

なぜこのようなことが起こったのでしょうか。格差が次世代へ与える影響については、大きくふたつの説があります。

ひとつ目はみなさん何となく想像しやすいかもしれません。**世代における「格差の負の連鎖」が起こる**ためです。具体的な例としては、親の所得が子どもの暮らし（社会経済的状況）に影響を与え、結果的に子どもの健康状態が悪くなるためです。例えば、親の所得が低いために、子どもが受けられる教育の質が低かったとします。教育の質は本人の健康に影響を与えます。また、健康状態が悪ければ、働き続けることが難しくなり、成長しても高い所得を得にくい可能性があります。さらにそれがまた孫の世代に引き継がれる……という負の連鎖が起こってしまうのです。

肥満の関係で言うと、親の所得が低い場合、健康的な食事ができず、子どもにも安いジャンクフードなどを買い与えてしまい、それが大人になってからも本人の食習慣として残っているのかもしれません。また、所得が低いことで、治安の悪い貧困地区などに住むしかなく、子どもの頃から運動する習慣が育たなかったのかもしれません。また、子どもが十分な教育を受けることができず、ストレスの多い仕事にしかつけなかったため、ストレスを解消するために過食をしているのかもしれません。負の連鎖のモデルでは、このように、親の所得が原因となって起こる子どもの健康への連鎖的な反応を考えるのです。

もうひとつは、**健康において大切な時期があると考える「健康の敏感期」を重視する**説です。この時期に親の所得が低く、貧困状態にさらされると、その後の状況にかかわらず、子どもが成長した時に何かしら健康に影響があるというものです。例えば肥満に関して言うと、お腹の中に子どもがいる時期や生まれたての頃がとても重要であり、この時期に親が低栄養状態になることで、子どもの生涯のエネルギー摂取や代謝に影響があると考えます。これがその後の子どもの肥満につながっているとする説です。この説の場合、肥満に関しては、胎児の状態から生後12か月までの親の所得が重要で、それ以降の年齢での親の所得はあまり関係がないと考えます。

子どもの肥満以外にも、幼児期に親が低所得だった場合、子どもの将来の心臓病や糖尿病、うつになるリスクが高まると言う研究結果が多数あります。格差が世代を超えて健康に影響を与える大きさが明らかになっています。私たちの命の長さは生まれる前から決まってしまうものなのでしょうか。ただ単に所得を再分配する以外にできることはあるのでしょうか？

世代を超えて引き継がれる格差を止めよ――メキシコの挑戦

経済格差が生む負の連鎖を断ち切るために立ち上がったのは、メキシコの財務省次官を務めたサンティアゴ・レヴィです。低所得の家庭に現金を支給しながら、子どもの栄養や保健、教育に特化して集中的な投資を行い、彼らが大人になった時にきちんとした所得を得られるようにしたいと考えました。これにより、世代間の経済格差の負の連鎖を食い止めようとしたのです。

メキシコ貧困削減政策は1997年よりスタートしました。これは低所得の家庭に現金を支給するプログラムですが、支給するにあたって親に条件を与えました。

・子どものワクチン接種を行うこと
・子どもの栄養状態を把握するための定期健診や栄養教室に参加すること
・妊娠初期からの妊婦健診を行うこと
・子どもを学校に出席させること

これは、一部ですが、これらの条件をきちんと守った家庭に対して、子ども1人あたりに、世帯の月収の20％相当にあたる月額約3000円を提供しました。

このようなルールを決めたのには理由がありました。

例えば、多くの低所得の家庭はお金がないために妊婦健診に行きません。しかし、これでは、子どもたちの健康状態は保証されず、世代を超えて格差の影響が引き継がれてしまいます。そこで、母親にお金を渡す条件として、母親たちに子どもたちの将来の健康のために「投資する」ことを要請しました。

子どもたちが最高の環境で生まれることで、世代を超える「不健康」を止める必要がありました。そして、確実にすべての子どもが格差のない状態で人生をはじめられるようにしたかったのです。これが子どもの健康増進につながり、結果的に国への将来の投資につながると考えたからです。

まずこれを５００の地方の村で試験的に実施しました。その結果大きな成果をあげました。子どもの発育状態が劇的によくなり、肥満率も減少したのです。また学習能力も向上しました。この結果を受け、現在ではメキシコ全土で行われるようになりました。今では、低所得者２０００万世帯が本政策の対象となり、支援を受けています。このような条件によって所得を分配する制度のことを「条件付現金給付」と呼び、同じような制度が30以上の発展途上国でも展開されるようになりました。このプログラムは、先ほど紹介した格差の負の連鎖の説と、健康の敏感期を重視する説の両方に働きかけ、成功させているとてもよい例です。

この章では、経済格差が健康に与える影響について紹介しました。**経済格差は、本人**

やその次の世代の命にまで影響を与えます。日本でも格差が広がっており、今後、政府がどのような介入をするのかに注目が集まります。

メキシコの例が成功した陰には、政策の効果を最大限にするために、事前や事後の調査をきちんと行ったことがあげられます。また、本当に効果が出ているのかを確かめるためにも、実験的に小さな範囲で試しながら、取り組みを拡大していきました。

一口に格差と言っても、格差が健康に影響を与えるメカニズムは、国や地域によって様々です。格差是正に働きかけるには、丁寧な調査のもと、メカニズムを明らかにすることが大切です。研究者と政策担当者、市民がタッグを組んで、前に進んでいくべき時が来ているのです。

第3章

格差是正のターニングポイント
教育と仕事と健康の関係

人は生まれてから教育を受け、仕事を始めるという過程を経て大人になっていきます。実は、私たちの人生の中で、格差問題の解決に重要なターニングポイントがあります。それが教育と仕事です。私が考える格差をなくす三大戦略は、①**所得格差の是正**、②**幼児期からの早期の教育**、そして③**職の安定**です。所得に関しては第2章で取り上げたので、この章では、教育と仕事の観点から、健康について考えていきましょう。

第2章の中でも、教育年数が多いほど、つまり学歴が高いほど死亡率が下がっていくグラフを紹介したのを覚えていますか？　教育年数と健康には、強い関係があります。「教育が大事」らしいことはわかったのですが、一体いつ、何をするのが一番効果的なのでしょうか？

学習の適齢期——ネイティブレベルの英語力習得は7歳までが肝

毎年、ハーバード公衆衛生大学院には、5〜10人くらいの日本人が入学してきます。ハーバードに留学するような人は、帰国子女が多いようなイメージを持つかもしれませんが、公衆衛生大学院に関しては、そんなことはありません。大学まで日本で教育を受けて、その後留学する人がほとんどです。

ハーバードには、確かに難しい授業もありますが、日本人は至って勤勉なので、学業の点では総じて問題になることはありません。特に、他の国の学生に比べて、日本人は数学能力に長けているので、統計学や疫学の授業では軒並みよい点数を取ります。しかし、そんな彼らが最も苦労しているもの――これが英語です。

第二外国語としての英語の習得時期と、英語のテストの点数を分析した調査がありま す。アメリカに移住したアジア人を対象に、彼らの移住の時期と英語の能力にどんな関連があるか調べました。7歳までの移住では高い英語力を保てるのですが、その後年齢が上がるにつれ、英語の点数が下がります。特に、17歳を過ぎてからの移住ですと、極端に点数が落ちます。

このような調査はいくつもありますが、現在では、0～7歳でアメリカに移住した人は、ネイティブのアメリカ人と全く変わらない語学能力が身につくことがわかっています。移住した時期が遅くなるほど身につく英語能力は低下してしまいます。これは、英語を習得するのに適した時期があることを意味しています。大人になってからの努力の量にかかわらず、人間の体の機能として語学能力を身につけるベストなタイミングがあるのです。

これは語学力に限ったことではありません。**生涯の健康を育むのに必要な能力においても適齢期があるのです。**

我慢できる子ども、できない子ども

それでは、健康のためには、いつ教育を受けるのがよいのでしょうか?

これを示唆する面白い実験が行われています。4歳の子ども185人にマシュマロを使った実験を行いました。

4歳の子どもを一人部屋に入れます。そして、子どもの目の前にマシュマロをおきます。スタッフが戻ってくるまで食べるのを我慢できたら、ご褒美としてマシュマロをもうひとつあげると告げ、スタッフは部屋を出ます。子どもが何分マシュマロを我慢できるのかを観察しました。

結果的に15分待ち続けられた子どもはいませんでした。25%の子どもたちはわずか2

分で食べてしまいました。一方、10分以上待てた子どもは25％程度でした。

そして、この子どもたちが将来どのようになるか調査したのです。我慢できる子どもとできない子どもとで、その後の人生に何か違いがあるのでしょうか？

その後、彼らが16〜18歳になったときに再度調査をし、当時待てた時間と、16〜18歳時における自己管理能力や学校の成績との間で関連があるか検証しました。

すると、**幼少期の我慢強さは、成長してからの誘惑に負けずに自己抑制をする能力と関連があったの**です。つまり、幼い頃我慢ができた子どもは、16〜18歳になっても、誘惑に負けない生活を送ることができていました。**誘惑に負けない力というのは、健康的な生活を送る上でとても重要**です。なぜなら、たばこやドラッグなど、健康を害するものに手を出さないでいられるからです。また、SAT（アメリカの大学進学で使われる標準学力試験・センター試験のようなもの）における成績とも関連していました。特にSATの成績においては、４歳の時の待ち時間５分の違いは、16〜18歳になってSAT試験において平均３００点の違いとなっていたのです。これは非常に大きな差です（SATは２４００点満点）。この差は、国立大学の進学等で使う５教科７科目（社会か理科どちらかが2科目となる）でのセンター試験（合計900点満点）で換算すると、約100点の差です。これは、1年間みっちり勉強して上げられるかどうかという点数で、大学進学において、とても大きな差になります。前に説明した通り、学歴は健康にとても大きな影響を与えるからです。実際、別の研究では、マシュマロテストで我慢できなかった子どものBMI（ボディマス指数）は、そうでない子どもに比べて高いことがわかりました。幼少期の我慢強さが、肥満のリスクを予測する可能性が示唆されたのです。

このような実験結果から、教育でも、**特に幼少期の教育が、その後の健康に大きな影響を与えるのではないかと考えられている**のです。

充実した教育を受けると、健康になる理由

でも、なぜ小さい頃から充実した教育を受けると、人はより健康になれるのでしょうか？　いくつかのメカニズムが考えられます。

何度か指摘しているように、そもそも教育を受けるから健康になるのではなく、逆の可能性は否定できません。健康だから、幼稚園や学校に休まずに通うことができ、結果

として知識を身につけることができたのかもしれません。しかし、この可能性があったとしても、それを上回る教育が健康にもたらすメリットを考えつくことができます。

教育を受けることで得た知識が健康につながった可能性があります。学校教育の中で食事や健康に関する知識を身につけることができます。それが健康に対する意識を高めるのかもしれません。加えて、本人が気づいていないところで、教育を受けることにより、自己管理能力や自己抑制能力が養成される可能性があります。学校に通うことで、規則正しい生活が習慣づけられますし、苦手なことに取り組むといった忍耐力がつくかもしれません。このように、**健康には直接関係ないようなスキルであっても、計画的行動や忍耐力を身につけることで、健康によい基本的な生活が体にしみこみ、健康によくないものには手を出さない力につながる**という説があります。

また、学業成績や学歴が、より収入の高い職業や、より安全な職種への就職につながっている可能性もあります。より待遇のよい仕事に就くことで、健康状態が良くなるのかもしれません。他にも、教育を受けることで自尊心が高まり、地域やコミュニティにおいて自分の相対的な地位を高く感じられたり、学校等に通うことで友達が増え、人とのつながりが広がったりという効果も期待できます。また、将来に対しても、より楽観的に、希望を持って考えることができるので、前向きな選択をするようになることも、様々な研究の結果から言われています。第1章で、日本の識字率が明治時代から世界のトップ水準にあったことを紹介しました。教育水準の高さが健康に与える影響を考えると、基礎的な教育が果たした役割も非常に大きいと思います。

幼少期の教育が本当にその後の健康を決めるのか？

幼少期の教育の効果を測るためには、検証が必要です。そのために、アメリカでふたつの大掛かりな実験が行われました。

まずご紹介したいのはペリー就学前プロジェクトです。幼児にスパルタ教育を行い、彼らが大人になった時の健康状態がどうなるか調べました。

この研究は、ミシガン州で3～4歳の保育園に通う黒人の子ども123人を対象に1962年から5年間にわたって行われました。当時、黒人の子どもは、教育を受けられないなど、教育的にめぐまれない環境にあったので、そのような子どもたちが選ばれました。半分の子どもには2年間にわたって、平日毎朝2・5時間、教育分野で修士号を持った先生が勉強を教え、さらに週1回、家での学習環境を改善し、さらに勉強を強化するために、同じ先生たちによる家庭訪問が行われました。

もう半分の子どもたちには特に何も実施しませんでした。そして、このような状態を2年間実施し、その後彼らが40歳になるまで調査をしました。

もうひとつご紹介したいのは１９７２年から5年間にわたって、ノースカロライナ州で行われたアベセダリアン・プロジェクトです。これまた、たいそうなスパルタ教育プロジェクトです。

この研究は生後4か月の子ども、こちらも社会経済的状況がよくなかった黒人の子ども１１１人に対して行われました。半分の子どもたちには、平均年齢生後4・4か月の時から5年間にわたり、平日には毎日8時間幼児教育を行いました。また、彼らが小学校1～3年になった時には、特別な課外活動として、ゲームを使った語学力を高める訓練などを行いました。もう半分の子どもたちには特別なことは行わず、通常通り公立の幼稚園・小学校の教育を受けてもらいました。そして彼らが21歳になるまで追跡調査をしたのです。

両方のプログラムは、参加者にかなり大きな負担をかけながら、非常に長い間追跡調査をしました。これだけ大掛かりな実験ができるのは非常に珍しいことです。

今ではこのような、一方の参加者に質の高い教育を与え、もう一方に与えないことは、教育格差を生み出す可能性があり、倫理的に実施が許されないと思います。そういう意味で、これは貴重な調査結果です。ちなみに、我々研究者が通常このような実験を行う時には、研究機関などで倫理的な審査を行い、問題がないかを判断します。この時は、通常であれば幼稚園や保育園に通うことができないと思われる、生活が厳しい家庭で育つ子どもを対象にしました。この実験がなければ、何も教育を受けずに幼年時代を過ごす彼らに、通常よりもよい教育を受けさせることができる——このような理由で許可されたのでしょう。

さて、ふたつの実際の結果ですが、驚くべき違いを生み出しています。

まず、その後の教育における効果から見てみましょう。特別な授業を受けた子どもは、もう一方の普通の教育を受けた子どもに比べ、学年を再履修になるなどの成績が悪い生徒に必要な学習支援を受けた率が半分程度になり、高校を卒業する率も高くなりました。そして、大学への進学率も倍以上になりました。これらの結果から、幼少期の教育が、その後の学業成績や受けられる教育レベルに、大きく影響を及ぼすことがわかります。

次に、肝心の健康面についてですが、**喫煙率に関して、特別な教育を受けた生徒は、20%程度低くなっていました。**この結果はその後の健康に対して大きな影響を及ぼすことが予想されます。

最後に、後者の実験では、年収の変化も見ています。27歳の時点で、一定の収入がある確率、家を持っている確率、また、社会人になってから生活保護を受けたことがあるかを比べました。すると、**幼児期に教育を受けていた人たちは、一定の収入を保ち、家を購入する率が高くなっていました。**もちろん、生活保護を受けた割合も低くなりました。収入格差は第2章で紹介した通り、健康に対して非常に大きな影響を与えます。

このことから、**幼少期に受けた教育が子どもたちのその後の収入や健康に対して、大きな影響を与えた**と結論づけることができます。

教育への投資は非常に利回りがよい

これらの研究をもとに、より多くの人に教育を受けさせることが健康水準の向上につながると結論づけるのであれば、どのような点に留意するべきなのでしょうか？

脳科学の研究により、能力の熟達や脳の発達は、年月をかけて一歩一歩積み上げられることがわかっています。ですので、基礎的な能力の育成が、その後のより高度な能力の基本になることに配慮するべきでしょう。

また、発達心理学の研究から、幼少期の経験がその後の学習能力や人との関わり方に対して大きな影響を与えることがわかっています。

加えて、幼少期に教育的な取り組みを行う方が、大人になってから同じような取り組みを行うよりも、より低コストで行うことができます。成長した子どもや社会人に対する教育は、投資対効果が出にくいともされています。投資対効果にも配慮して取り組みを設計するべきです。

最後に、教育は積み上げ式に効果が出るものなので、特別なことを一回実施するよりは、一定期間続くサポートを継続的に組み合わせた方が効果的です。最大の効果を出すためにも、どのように継続的にプログラムを運営するかを考えなければなりません。

教育の専門家も、幼少期の教育の大切さを唱える人は多いのですが、私は、以上を踏まえて、**健康の観点からも、幼少期から教育的な取り組みをするべきだと考えます。**実際に先にあげたペリー就学前プロジェクトでは、17％の投資効果があるとされています。これは、幼少期に１００万円の教育投資をすることで、年間17万円分の「利益」が毎年繰り返し入ってくることになります。この「利益」というのは、実際のお金というよりも、プログラムが生み出す「価値」を数値化したものと考えてください（例えば、このプログラムを受けたことで、受けていない人よりもより多くの収入を得ることになった、など）。ちなみに、アメリカの株式市場への長期の投資率は、８～10％だということを考えると、17％の投資効果がある公共政策は非常によい投資価値です。これはどの銀行預金よりも高い利回りで、ニューヨークの株価指数の上昇率をも上回っています。

教育の充実は目に見える効果を測ることが難しいため、どうしても予算がつきにくい傾向にあります。しかし、投資対効果が高いこと、将来世代の健康を守るのに非常に重要であることを訴え、今後、取り組みの充実を図っていくべきだと考えています。

幼少期のお子さんがいらっしゃる子育て中のみなさんは、ぜひお子さんの生涯の健康のためにも、教育に投資してください。「今」だからできることがたくさんあるのです。

大学院に行く人などを除けば、大体の人は高校か大学卒業を機に、人生のステージが教育から仕事に移るでしょう。実は、格差は仕事のステージに入ってからも、さらに広がりを見せます。

労働による日本の健康格差——管理職も現場も危ない

仕事と健康というと、仕事での怪我や、勤務中に使用する薬品等による健康被害を思い浮かべる人も多いかもしれません。このような職業安全と健康の分野もパブリックヘルスには存在するのですが、ここでは、社会疫学の観点から、仕事が健康に影響を与える「上流」の原因を探っていきたいと思います。

２０１２年に私たちのグループで行った研究があります。１９７０年から２００５年までの日本人（25歳以上65歳未満の男女）合計１５０万人以上のデータを使って、日本の労働状況と死亡率の関係について調べました。

その結果、**この30年間で、男女ともに職業によって死亡率が異なり、その差は大きくなっていることが明らかになったのです。つまり、労働による健康格差が広がっている**ことがわかりました。特に、いわゆる課長レベル以上の管理職、専門職、サービス業に従事している男性の健康状況が悪化していました。

格差と言うと、所得同様、格差の下の方にいる人たちが多くの被害を受けると考えがちです。しかし、日本の場合、**労働においても、格差の上の方にいると考えられる人たちも大きな健康被害の影響を受けている**のです。

負荷の大きい日本の管理職

北里大学の和田耕治・東京大学の近藤尚己両准教授らが2012年に30～59歳の日本人の男性を対象に調査を行いました。結果、1995年以前は他の職種に比べて低かった管理職や医師などの専門職の死亡率が、1990年代後半から2000年にかけて70%ほど増加していることが明らかになったのです。逆に、他の職種の男性の死亡率は、少しずつ減少していました。また、自殺率は1995年以降、どの職種でも上昇傾向が見られましたが、特に管理職の増加が激しく、専門職でも大きく増えていました。

一体、1995年を境に何が起こったのでしょうか。

1995年と言えば、阪神・淡路大震災や地下鉄サリン事件が起きるなど、日本の安全保障に大きな影響を与えた年であるとともに、バブル崩壊の影響で日本の景気低迷の発端となる中小金融機関の破綻や、それに伴う中小企業の倒産が起こり始めた時期でした。その後不良債権問題、金融機関の倒産などが相次ぎ、日本の経済は厳しい状況に立たされます。これに伴い、企業のリストラなどで雇用形態が大幅に変化した時代でした。

アメリカや他の先進国では、このような状況になって、一番打撃を受けるのは、たいてい契約社員や肉体労働者です。彼らがまず首を切られます。経営者などを含む上の層の人たちが健康の面で打撃を受けることは、あまり報告されていません。上の人たちは、下の人を切ることで自分が生き延びる——こういう図式になっているのです。

しかし、日本の場合、管理職や専門職等の健康へのダメージが大きくなっているのです。好むと好まざるとにかかわらず、組織の上の人たちも痛みを分かち合うようなことになっており、ある意味とても日本らしい傾向です。この研究では、職種別の人口も提示しているのですが、管理職は人口構成で見ると、1980年には8・2%だったのが、2005年には3・2%になっています。日本の労働時間は、世界的に見てもまれなほど、非常に長いことで有名です。この研究では、景気悪化に伴い、管理職や専門職は少ない人数で今まで以上の仕事をこなすことが増え、労働時間がさらに長くなったと見ています。これにより、ストレスの多い環境になったことが彼らの健康が悪化した原因ではないかと分析しています。

景気悪化と言うと、社会経済的状況が悪い、格差の下の人たちの健康状態に注意しなければならないのはもちろんなのですが、日本の場合、管理職や専門職などにも働きかけをしなければならないことを教えてくれる、貴重なデータです。

非正規雇用は健康にどのような影響を与えるか

次に、日本で大きな問題になっているもうひとつの労働問題——非正規雇用と健康の関係について考えてみます。この問題はアメリカでも大きな社会問題となっています。

昨今の雇用と景気の悪化に伴い、経営者は外部組織のサービスの活用や非正規雇用の多用が増えました。

昔は正規雇用率が高かった日本でも、現在は非正規雇用率が35・2％と右肩上がりで増えてきており、非正規雇用やフリーターという言葉をあちこちで見かけます。

非正規雇用は、健康に影響があるのでしょうか。それは、どのようなものでしょうか。まず、経営者にとっては、正規雇用をしないことで、会社の経営状況に合わせて雇用を調整したり、人材育成のための費用を軽減したりすることができます。労働者の立場からすれば、柔軟な労働環境は様々な労働時間や労働形態を自分で選べるという面もあるかもしれません。一方で、安定した収入源を持つことが難しくなり、これが日々のストレスにつながる可能性があります。

また、アメリカでは国民皆保険制度がないので、国民は勤務先を通じて保険に加入することが多いのです。そうすると、非正規雇用者は、勤務先を通じて健康保険に入ることができず、医療へのアクセスが難しくなります。また、非正規雇用は収入の面からも不安定で、正規雇用の人たちよりも低所得になりがちです。第2章で紹介した通り、所得の低さは、健康に大きな影響を与えます。

実際、非正規雇用と労働者の健康悪化は関係しているのでしょうか？ アメリカの最たる例を見てみましょう。

アメリカでは宅配業者であるフェデックス・グラウンド（FedEx Ground）の事例が話題となりました。同社では、運転手は正社員ではなく、それぞれ独立事業者として位置づけられ、契約をします。ある女性は、「独立した事業主になれることで６万ドル（約６００万円・１ドル１００円換算、以下同）もの年収を得られる」という広告を見て応募したと言います。

しかし、この広告には裏がありました。事業主として働くには、まず、トラックを自己資金で購入しなければなりません。もちろんそのメンテナンスも自分で行います。さらに実際に仕事を始めると、毎月トラックのローンが８００ドル（約8万円）、燃料代が週１２５ドル（約1万２５００円）、その他の経費が週55ドル（約５５００円）、保険料が年間４０００ドル（約40万円）かかることがわかりました。結局、年収は実質３万２０００万ドル程度（約３２０万円）、時給に換算すると10・２５ドル（約１０２５

円）だったのです。

これに加えて、フェデックス・グラウンドの運転手は厳しい規則に従わなければいけません。ユニフォームの着用はもちろん、髪型やピアスなどの身だしなみに関するルールがあり、これを守らなければなりません。また、独立事業者としての位置づけのため、労働組合が結成されることはなく、賃上げなどの労働交渉もできません。このような仕組みにすることで、フェデックス・グラウンドは、同業他社に大幅な差をつけることができたのです。

この運転手がさらに不運だったのは、契約中にがんになり、6週間にわたって入院したことです。退院後、復帰しようとしたところ、契約解除を言い渡されました。彼女が正規雇用であれば、病欠は法律によって守られているため、違反になります。しかし、今回のケースにおいては、独立事業者として契約をしているため、この法律が適応されません。独立した事業主というと聞こえはよいのですが、非正規雇用者の位置づけに何ら変わりなかったのです。

日本でもコンビニエンスストアやファストフード店で同じような勤務形態で訴訟に発

展したケースがありました。**賃金の低い仕事が健康低下につながること、ストレスの高い仕事が健康の低下につながることはすでにわかっています。**しかし、非正規雇用が健康の悪化につながると言えるのでしょうか？　そのためには、どのような検証が必要なのでしょうか？

非正規雇用は本当に健康に悪いのか――韓国のケース

実は、非正規雇用が及ぼす健康への影響を明らかにするのは簡単ではありません。と言うのも、そこに関係性があることは見出せても、非正規雇用が原因で健康が悪くなったという因果関係を特定することはできません。逆の因果関係（健康が優れないから非正規雇用になった）や、非正規雇用と健康の関係に影響を与えている他の要素があるかもしれないためです。

例えば、逆の因果関係においては、その人の健康状態が原因で非正規雇用になった可能性を排除しなければなりません。雇用主は社員を選抜します。もしかしたら健康状態が悪い、もしくは今後悪化すると判断したからこそ正社員にしていないのかもしれません。また、非正規雇用と健康以外の他の要素が、このふたつの因果関係に影響を与えている可能性も排除しなければなりません。もしかしたら労働者の能力や学歴などが正社員になる確率と健康を維持する確率の両方に影響を及ぼしている可能性があります。

　教育の項で話したように、これを試すために、社会的な実験ができればベストです。しかし、実験を行うとなると、「無作為に選ばれた正規雇用の従業員を明日から非正規雇用に切り替えて、数年後の健康状態を測る」というような倫理的に許されない実験をしなければなりません。賃金保証をしたとしても、費用的に莫大になってしまいます。そこで、私たちのグループは、韓国で別の方法を使って因果関係を明らかにしようと試みました。研究の対象となったのは、韓国人男性１９９１人と、女性１３７８人です。彼（彼女）らの雇用形態と勤務時間、雇用機関に関する情報が集められました。

　実は、韓国は日本同様、昔は終身雇用が大半を占めることで有名な国でした。しかし、最近は非正規雇用が大きな社会問題となっています。

　この研究では、実験の代わりに、ある統計学（傾向スコア分析）の手法を用いてデータを分析し、非正規雇用と、健康が関係しているのかを検証しました。韓国の政府の統計を使って行ったので、健康の度合いは、その人が自分の健康をどう評価しているかという「主観的健康感」という指標を使いました。主観的健康感は、客観的な指標ではありませんが、簡便で、国際比較などでもよく使われる、本人の健康状態を表すのに重要な指標のひとつです。

さて、結果はどうだったでしょうか。

非正規雇用などの不安定な雇用状態は、その人の健康状態に悪影響を及ぼすことがわかりました。非正規雇用の人たちの方が、正規雇用の人たちよりも、健康状態が悪いと感じる人が統計的に多かったのです。

日本でも、非正規雇用問題が叫ばれている中、研究を行っているパブリックヘルスの研究者たちがいます。このような研究を今後も継続し、科学的根拠に基づいた働きかけが必要だと思っています。また、このような研究を政策や実践の場に生かす橋渡しも重要です。

このように、職業や労働の形態は、知らず知らずのうちに健康に影響を与えます。なぜこのような違いが出てくるのでしょうか。また、仕事は健康にどのような影響を与えるのでしょう？

「流れ作業」がストレスを高める

みなさん、マクドナルドのドライブスルーで注文したことはありますか？　今、アメリカでは、ドライブスルーで注文をすると、遠いところでは800キロも離れたコールセンターで注文を受けるようになっているのです（そのお店の人が出ているわけではないのです！）。コールセンターには、12時間の勤務シフトの間、ひたすら注文を受け続けるコールスタッフがいます。

電話対応の人たちは注文を受けるための特別な訓練を受けており、より効率的に注文を受けるための設備も整えられています。画面には注文を受けるのにかかっている時間が表示され、注文が完了してから次の注文を受けるまで、集中力を高めるために10秒あけるように設定されています。集中力が十分かをチェックするために、無作為に画面上に赤いボタン表示され、それを0・75秒以内に消さないと「集中力が足りない」として指導を受けます。極めつきはトイレです。タイマーがおかれ、用を足す時間も管理されているます。徹底した時間管理がなされているのです。

今、アメリカの様々なファストフード店が、効率化を目指して、このような遠方でのコールセンターでの注文受付を行っています。店側としては、この方法を採用するのは効率化だけではないメリットがあると言います。注文を取る作業だけに集中する人、お金をもらうだけの人、料理をつくるだけの人などに分けることで、調理をしながらお金を触ることなどが防げるため、清潔を保つためにも、また、お客さまへの対応の面でもよい試みだと評価しています。また、マクドナルドのカリフォルニアのコールセンターでは、スペイン語を主に話す人が多いのですが、コンピューターによる画面操作で、英語が母国語でない人々にとっても注文を受けやすいようになっていると言います。

ちなみに、このコールセンターでの仕事は、州の最低賃金と言われている時給６・７５ドル（約６７５円）です。州によっては、最低賃金がもっと低いところもあります。健康保険や制服は、もちろんついてきません。コールセンターのオーナーは、「何百万ドルを稼ぐために、秒単位を節約することが目標」と語ります。

究極の効率化を目指して行われた取り組みが紹介されると、仕事の仕方に対する物議をかもしました。何かの法律違反があるわけではありません。しかし、人間らしい働き方と言えるのかどうか、問題視する声があがったのです。実際、アメリカでは、こうしたファストフード店で働くアルバイトの人々――その多くがもともと低所得で、他の仕事に就けない人が多いのですが――が、賃金の値上げやよりよい労働環境を求めてデモ行進を行っています。

このように、管理された状態で長い時間単純作業を続けなければならない上に、もらえる給料は限られているような労働形態をつくり出した背景には何があるのでしょうか？

現代の労働形態は、アダム・スミスの『国富論』（1776年）によって提唱されたと言えます。仕事を分散させることで、生産性が驚くほど上がるという説に基づいています。アダム・スミスは釘の製造を例にあげてこのことを説明しました。

職人は生産性を最大化させたとして、1日1本はつくれたとしても、1日20本を打ち出すことは到底できません。（中略）ある人が鉄線を引き出す、もうひとりがそれをまっすぐにする、３人目がそれを切り、４人目が尖らせ、５人目が頭を平たくする（中略）10人がこのようにすることで１日に４万８０００本もの釘がつくれるようになるのです。

１９１１年にフレデリック・テイラー（アメリカの技術者・経営者）は、この理論に基づいて、「流れ作業」という概念を打ち出しました。アメリカの自動車会社フォードで、自動車生産の効率化を目指していたテイラーは、作業を科学的に分析し、戦略的に人材を配置することで、より生産性が上がることを発見します。これに基づき、人間は動かず、ベルト上を流れる部品を作業することで有名なベルトコンベヤー方式が発明されました。結果、このような作業分担、作業効率の最適化は生産性を飛躍的に上げましたが、負の影響も生み出しました。それが、健康への悪影響だったのです。

このような環境にすることで作業効率は上がるでしょう。怠けることも、集中力を切らす事も許されません。しかし、この状態を一生続けることは精神的に難しいと感じる人が多いのではないでしょうか？　**作業の一つひとつはそんなに難しくなくても、ストレスがかかる状況にあるのは間違いありません。このストレスが作業の効率化の望まざ**

る副産物なのです。

自分の仕事に意味を見出せないと生産性が下がる

労働とストレスの関係ですが、ただ単純労働だからという理由でストレスが増えるわけではないようです。人々に「どのような仕事が理想ですか？　また、ストレスを感じますか？」という形で質問をすると、次のような回答が返ってきます。

【理想の労働環境】
自分のペースで働けること
色々な作業の種類があること
新しいスキルを覚え、それを活用できること
自己決定権があること
自分の仕事に意義を見出せること

【ストレスを感じやすい労働環境】
ペースが機械的であること
作業が単純で繰り返しであること
能力が生かされないこと
自己決定権がないこと
意義を見出せないこと

このような調査研究はよく行われていますが、最近、仕事を通じてその人が得られる

意義や社会とのつながりの重要性が指摘されています。

例えば、ある実験で、大学生にレゴ・ブロックをできるだけ早く決められた形に組み立てる仕事を与えました。そしてそれを繰り返すことで、最速タイムを出すように促しました。

この実験では、大学生を様々な条件下におくことで、どのようなことをすると取り組む回数が増えたり、減ったりするのかを観察しました。報酬を与える、成果物をほめるなど、様々な刺激が試されました。その中で、彼らがレゴでつくったものを次の作業に取りかかる前に目の前で破壊をする、という条件を与えてみました。つまり、つくったものが何の役にも立たないということを大学生の前で見せつけたのです。

その結果、目の前でつくったものが壊されたグループは、著しく取り組み回数が減少しました。仮にレゴ・ブロックをつくることが大きな社会的貢献をしないとわかっていたとしても、**「自分がやっていることが意味のない」行為だと強烈に実感する環境におかれると、ストレスが増し、生産性が落ちるのです。**

自分がしていることが誰かのためになっている――これは、働く上で誰もが願う労働

の尊厳なのかもしれません。

能動的・受動的、負荷が大きい・小さい――仕事によるストレス分類

仕事と健康の関係については、パブリックヘルス分野にかかわらず、社会学などでも盛んに扱われています。みなさんも、自分の仕事が健康にどのような影響を与えるものか、興味があると思います。ここで、マサチューセッツ大学の社会学者ロバート・カラセック教授が開発したひとつのモデルを紹介しましょう。このモデルは、仕事のタイプを4種類に分け、ストレスの感じ方を比較しました。

様々な職種をこのモデルに当てはめたのが図3－1です。どの象限がよい・悪いということではありません。ただ、ストレスを感じやすいか否かを指標化しています。

この図では縦軸に仕事の裁量度、横軸に仕事の要求度の大きさをとっています。縦軸では上に行けば行くほど、仕事において自分が意思決定できる範囲は広くなります。これは、自分で休憩の時間や仕事の手順などを決められることを指します。また、仕事を通じて、新しい知識やスキルを獲得したり、自分の能力を試す機会があるかなども、自

3−1　仕事の要求・裁量度コントロールモデル

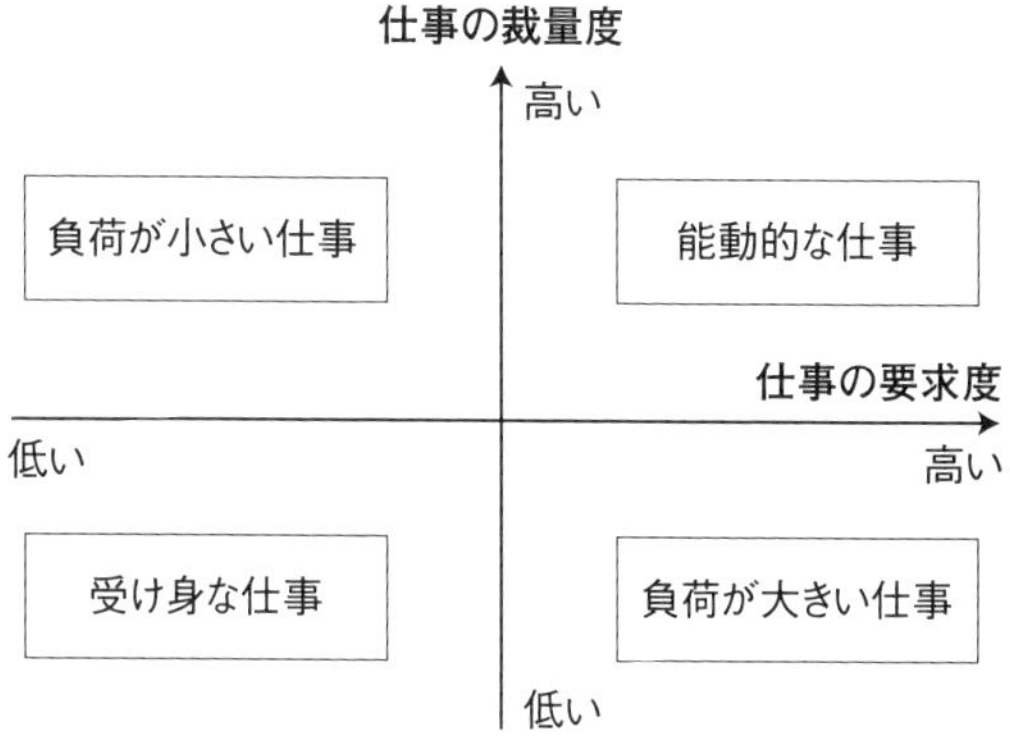

分の仕事に決定権を持っていると言えるでしょう。

また横軸に関しては、右に行けば行くほど、仕事の要求が高くなります。仕事をとにかく早く片付けることを期待されたり、残業などが多かったりということが当てはまります。他の人の仕事によって自分の仕事に影響を受けやすい場合も、要求が高い仕事と言えるでしょう。

これを踏まえた上で、右上の象限から見てみましょう。

・右上（能動的な仕事）：この象限は、自分の仕事の裁量度も高く、精神的要求が高い仕事です。**会社の社長や、救急医、看護師、学校の先生、消防士など**が当てはまります。「誰かの人生が自分の手にかかっている」――そう感じさせるような責任の大きい仕事です。この象限にある仕事は、一見華やかで、理想の仕事として目指す人も多いです。しかし、ストレスの観点で考えると、意思決定権がある代わりに責任も大きく、時間に追われる生活を余儀なくされる象限なので、ストレスを強く感じる人が多い仕事です。一方で、仕事を通じて新しいスキルを獲得することができ、さらにそれを使って仕事の裁量をコントロールしたり、昇進・転職が可能になるので、刺激的かもしれません。

・左上（負荷が小さい仕事）：この象限は、仕事の裁量度が高い代わりに、精神的要求が低い仕事です。私のような、自分がやめない限りは生涯務め続けられる終身在職権のある**大学教授や建築士、作家、芸術家など**が当てはまります。仕事の裁量度が高いことはよいことと一般には言われますが、精神的な要求が少ないことをきっかけに疎外感や孤独感を感じる人もいるかもしれません。それでもいいよ、と思われる方はぜひアメリカで教授になることをお勧めいたします。自分が獲得したスキルや知識をもとに、常に上を目指していける象限でもあるので、理想的な象限と言われています。ストレスの観点から言うと、緊張状態が低く、孤独に耐えられるのであればこの象限が最もストレスを感じにくい仕事だと言えそうです。教授がストレスを感じないかというと、そういうわけではありませんが！

・右下（負荷が大きい仕事）：この象限は、仕事の裁量度が低く、精神的な要求が高い仕事です。先ほどの**マクドナルドの注文受付業務や、ノルマのある営業、ウェイトレス、ガソリンスタンドの店員や組み立て工場で働く人など**が当てはまります。限られた時間の中で、多くの要求をされているにもかかわらず、自分で仕事の裁量を決めることができないため、精神的には常に緊張状態にあり、ストレスを感じる人が多い仕事の象限です。また、自分のやっている仕事に意義を感じられないことも多く、それが生産性や、やる気の面でストレスを生み出すとも言われています。

・左下（受け身な仕事）：この象限は、仕事の裁量度も低く、精神的な要求も少ない仕事です。決められたスケジュールで動き、刺激の少ない時間を過ごすことの多い仕事が当てはまります。また、仕事を通じて新しい知識やスキルを身につけることができないため、得られる刺激は少ないでしょう。また、このタイプの仕事はシフトで動くことが多いため、トイレなどに行くにも許可が必要だったりなど、仕事の裁量度は低い職業と言えます。**夜シフトの警備員、会社の受付、建物などの管理人、配達員、トラックドライバーなど**が当てはまります。右下の象限と違い、時間に追われるストレスは少ない一方で、逆に刺激や要求が少ないことをストレスと感じるかもしれません。

ストレスの種類によってかかりやすい病気は異なる

このモデルの画期的なところは、一緒に開発された調査票と併せて、各個人が感じている仕事上のストレスを測定し、他の仕事と比較できるようにした点です。その結果、それぞれの象限において、どのような病気にかかりやすいのかが明らかにされつつあります。

例えば、右上の「能動的な仕事」においては、仕事を通じて新しいスキルや知識を得やすいので、仕事に対してポジティブな気持ちになれることが多いようです。一方、時間や残業に追われるため、仕事に対して常に何らかの不安を抱えることが多いです。この不安が、何らかの不健康な習慣（喫煙・飲酒など）を招くことも少なくありません。医者の場合はまさに「医者の不養生」です。また、医療従事者や消防士など、仕事による病気や事故といった労働災害の被害に遭う人も多いのがこの象限の特徴です。

左上の「負荷が小さい仕事」の象限では、前述の通り一般に言うストレスが少ない職業が多い、仕事に対してポジティブな気持ちを持ちながら働くことができると言われています。また、この象限は仕事による病気や事故などは少ないでしょう。働くことが、病気を避ける薬になるというくらい、仕事がよい意味で生活のリズムを整えてくれるものになるのがこの象限の特徴です。

右下の「負荷が大きい仕事」の象限は、仕事による直接的な健康へのリスクが一番高いものです。腱鞘炎《けんしょうえん》や、腰痛など、労働形態に原因がある肉体的な疾患に加えて、不安やうつ、精神的なストレスからの喫煙・飲酒、過食などが報告されています。この象限の仕事は、常に時間に追われるプレッシャーがあるのに加え、自分で時間をコントロールすることができない（極端には、前述の通り、トイレに行く時間すらプレッシャーがかかる）ため、職場環境が悪く、それが原因で様々な病気を引き起こしがちです。

左下の「受け身な仕事」の象限は、長時間座ったままでの仕事も多いため、肉体的には腰痛などを起こす人が多いです。また、動きも含めて、刺激が少ないために、不安やうつなどを抱える人や、逆に刺激を求めて、喫煙や飲酒などに走る人も多いのが特徴です。

実際こちらのモデルを使った研究では、仕事の裁量度が低く、精神的な要求が高いほど、心臓疾患の発症率が高いことも示されました。また、同じ業務であっても、産業の変化やその組織における位置によっても、感じるストレスは変化します。同じ工場労働者でも、人材育成を行ったり、現場の改善を任せられたりするようになれば、仕事の裁量度と要求の大きさが変化し、感じるストレス度も変化すると思われます。

また、仕事の裁量度が高くなるほど、より知的と思われるような職業になり、給与が高くなることも留意するべき点です。第2章では、所得と健康が強く結びついていることに触れてきました。これは、**所得が増えると健康的な生活にアクセスしやすいという**

直接的な理由以外にも、仕事において自己決定できる範囲が多い分、ストレスが少ないという利点があるからかもしれません。

同じ仕事でもやり方次第でストレスは減らせる──ボルボの場合

ここまで来たところで、自分の仕事がストレスの多いタイプである場合、がっかりしている人も多いかもしれません。ストレスが多いからといって、簡単に仕事を変えることは難しいと思います。しかし、同じ業務でも、仕事の仕方を変えることで、ストレスを軽減することができるかもしれない──そんな実験に取り組んだ例を紹介します。

研究は、スウェーデンの自動車会社ボルボの自動車組み立て工場で行われました。それまで、工場ではベルトコンベヤー式の組み立てを行っていました。工場の中には、車体を自動的に移動させるための線路のようなものが張り巡らされ、作業員は同じ場所に立って目の前に車体が来るのを待ち、車体が来ると60～90秒で定められた作業をします。このペースについていけなければ車体がどんどんたまり、組み立てライン全体に迷惑をかけてしまいます。最後の工程には検品を行う担当者がおり、きちんと作業が行われたかを一つひとつ厳しくチェックしていました。作業員たちの業務は定められたことを機械のペースに合わせて淡々と行うという点で、仕事の裁量度が低く、ミスが許されないという点で要求が大きい業務でした。つまり、右下の「負担の大きい」象限の仕事です。作業員にこのようなストレスがかかり続ける状況は望ましいことではありません。

そこでボルボはベルトコンベヤー式から「チームで組み立てる方式」に変更を行いました。1チームは7〜9人から構成されていて、チームがひとつの車の組み立てすべてを任せられました。流れ作業を改め、チームのメンバー全体で車体を囲むような作業方法に改めたのです。それまでは、ひとりの人が同じ作業を繰り返せばよかったのですが、この方式ではそれも変えました。作業員は作業の全体工程を見渡し、どの作業を誰が行うか話し合い、万が一チームの誰かが欠けても大丈夫なように、お互いの作業内容を覚えるようになりました。作業員同士の意思疎通の機会も増やすようにしました。また、検品作業も任せることで、組み立て作業に責任感を持てるように設計したのです。自分たちで仕事のやり方や順番を判断できるようになり、仕事の裁量度が上がりました。

同じ組み立てスタッフを使ってこのような作業の組み替えを行い、ベルトコンベヤー式の時と、新しい方式の前後での作業員の変化を調べました。男性36人、女性29人の作業員が実験に参加した結果、予想通りの結果となりました。

まず、作業員たちは、自分たちがチームとして独立して仕事を任せてもらえていると感じ、自分たちの能力も活用されるようになったと評価しました。また、作業の多様性も増したと感じていました。新しい方式の方がストレスが少ないと感じたようです。

さらに、ストレスの度合いを客観的に評価するために、１日の始業前と終業後に採血をしてアドレナリンの分泌量を測定しました。アドレナリンはストレスを感じていればいるほど分泌量が多いとされているホルモンです。

その結果、始業前は、チームでの組み立ての方が人々はストレスを感じていたようです。知らない人と初めてのことをする際には誰でも緊張するのかもしれません。しかし、作業を開始するとそれが瞬く間に逆転し、終業後の検査まで終始、コンベヤー式の人たちの方がストレスを多く感じるようになりました。また、また帰宅後の検査においては、チーム式の時はアドレナリンの分泌量が極端に減少し、すぐにストレスが少なくなったものの、コンベヤー式では帰宅後も比較的高い値を記録し続け、仕事のストレスを家に持ち帰る結果となりました。

このふたつの生産方式、みなさんなら、どちらの生産性が高まると思いますか？

検証の結果、ふたつの作業方式による生産性には変化がなかったそうです。ただ、**チーム式にすることで、プラスの副産物として作業員におけるモラルの向上、欠勤の減少が観察されたとのこと。**これらの事実を踏まえれば、チーム式の組み立てに切り替えた方がよいのですが、残念ながらボルボ社の業績低迷を受けて取り組みは打ち切られてしまったそうです。

しかし、この実験結果は、大切なことを教えてくれています。**同じ効率で同じ業務を行う場合でも、仕事の仕方を変えるだけで、ストレスを減らすことができる**ということです。ストレスが多いからという理由で、仕事を簡単に変えることはできないかもしれません。しかし、仕事の方法を変えることで、ストレスを軽減することができるのです。

男女ではストレスを感じるポイントが違う

仕事や雇用の形態が健康に影響を与えることがわかったところで、その影響に男女差があるのかどうかについても調べてみたいと思います。

改めて、職業とストレスの分布を見ると、男女で受けるストレスに傾向の違いがあると推定できます。実は、男性と女性では、ストレスの感じ方に違いがあります。**男性の場合、ストレスの根源は仕事です。しかし、女性の場合、家庭です。**特に家庭で裁量権がないことにストレスを感じやすいのです（男性は家で裁量権がないことには、ストレスを感じません。私もそのうちのひとりです。笑）。

例えば、仕事の裁量度が低くなれば、男性は心臓疾患の発症率が高まります。女性の場合、仕事の裁量度が下がることでは発症率はほとんど変化しません。逆に女性の場合、仕事の裁量度が高く、要求も高い業務に発症率が高まるという研究が報告されています。男女で逆の結果が見られるのです。

また、外で行う仕事だけがストレスの源ではありません。男女では、家でのストレスの感じ方も違うと推測されています。自宅での裁量度合いと心臓疾患の発症率を比較した調査があります。ここでは、裁量度が高い時を基準にし、それに比べて少ない場合で心臓疾患が増えるかどうかをテストしてみました。女性の場合は、家庭での裁量度が低くなると6年間の心臓疾患の発生率は2・6倍になりました。一方、男性の場合は、0・7倍です（ただし、男性の方は女性ほど統計学的に確かではありませんでした）。女性にとっては家での決定権が少ない方がストレスフルになるようです。一方、男性が感じるストレスは、家庭内の業務においては裁量度の高い・低いに影響を受けないようです。

ここでも男女で逆の感じ方が見られるのです。**家庭では、女性に裁量権を与えた方が彼女たちの健康によいのです！** なんとも面白い結果だと私は思っています。

みなさんがご存じのように、ビジネスにおける女性の進出が進んでいます。アメリカでは、戦後は女性の労働率は20％程度だったものが、今では70％程度になっています。1965年頃は、毎日平均で女性が家事を3時間、育児は50分程度行っていました。この同じアンケートで、男性が家事にかける時間は17分、育児は12分でした。ちなみに、現在日本での女性の家事の平均時間は、家電や各種サービスの発達によって時間短縮ができるようになったものの1日約4時間半ということですから、1960年代のアメリカの女性よりも家事に時間をかけています（ちなみに、日本人の男性の家事時間は、平日は50分、土日で約1時間半ですから、女性の半分にもなっていません)。

現在の男女における家事の時間配分の違いは、昔と比べて均一化が進んでいるものの、アメリカでもまだギャップがあるのが事実です。前のページで紹介した研究から40年後、2000年代に行われたアメリカ政府の調査によると、男性は女性よりも労働時間が1時間、余暇が40分長いのに対して、女性は男性よりも家族の世話や家事がそれぞれ45分程度長いそうです。睡眠時間は男女ほぼ同じでした。この違いは健康にどのような影響を及ぼしているのでしょうか?

この違いを明らかにしようとしたアメリカの全国調査があります。1256人の成人を4年間追跡調査しました。この中ではまず既婚・未婚による家事にかける時間の違いを見ました。その上で、結婚後の男女の仕事分担とストレスの関係を明らかにしました。すると男性は結婚によってあまり変わらないものの、女性は結婚した方が家事の時間や負担がぐんと伸びることがわかりました。

これが女性のストレスやうつ病などに結びついていることがわかりました。興味深いのは、**女性のストレスを少しでも減らすには、家事の時間を減らすよりも、家事の仕事**

の比率を同じにする、つまり、男性が女性と同じくらい家事を分担していると女性が感じることが大切だとわかったのです。ですので、男性は、ごみ出しを手伝ったり、植木の水やりをするなど、たとえ短い時間だったとしても、女性が何から何まで家事をしていると思わないような環境をつくり出すことが重要なのです！

育児休暇、最低賃金――ストレスを減らす方策

収入のためであれ、家庭のためであれ、「働く」ことが、ここまで体に影響を及ぼすことを説明すると、夢も希望もなくなってしまうかもしれません。かと言って、「いっそ働かない方がいい！」というのが結論ではないことは、みなさんおわかりになると思います。今回触れられていませんが、失業も非正規雇用と同様、所得の面でもストレスの面でも、健康に大きな影響を及ぼしかねません。

この本では格差について触れるために、働くことのマイナス面ばかりを取り上げてきましたが、自分のためにも、誰かのためにも「働く」ということは、生きていく上で必要不可欠であり、プラスに作用すれば、人生の生きがいを生み出すこともできます。

そんな働く上でのストレスを少しでも軽減するために何ができるのでしょうか？　大きく3つのレベルに分けて取り組むことができます。

ひとつは作業の性質を変えることです。ボルボの組み立て工場のように、全体として行うことは同じでも、どのように分担するかを変更したり、業務ローテーションを実施したりして一人ひとりの裁量度合いを高め、労働者が**意味のある仕事を、自分のコントロール下で行っていると感じることが大切**です。これにより作業のストレスを軽減できるかもしれません。

もうひとつの可能性は経営による介入です。経営陣は雇用者への支援を充実させ、仕事によるストレスを相殺することができる立場にいます。具体的には、福利厚生を手厚くしたり、従業員の家族のために健康支援を行ったり、職場での安全確認を徹底することなどが可能です。また、経営陣自ら、管理職の人たちへの働きかけを行い、労働時間の短縮や労働形態の見直しをする必要があります。管理職の人たちの健康は、企業全体の健康を取り戻すのに必要不可欠です。

これに加えて、私は特に育児休暇や病気による休職、育児や介護へのサポートをより充実すべきだと考えます。日本やアメリカは、ヨーロッパ諸国と比べてこのようなサポートが少なく、大きな差があります。これには制度的な問題に加えて、文化的な問題、また配偶者や家族からの理解の問題が含まれています。例えばスウェーデンでは国が以下のような育児支援を行っています。

＊育児休暇中は月額約33万円まで、月給の80％が支給される

＊子どもが5歳になるまで合計で390日の有給休暇をとることができる（この390日はいつどのようにとっても構いません。ですので子どもが生まれたあと390日連続で休んでもよいですし、年に60日ごとに分割して休みを使っても構いません。また、日ごとに休むのではなく、時間で区切ることも可能です。毎日午前中だけ5年間働くということも可能）

＊父親も最低2か月の育児休暇が法律によって保証されている（結果父親の85％が育児休暇を取得する）

＊子どもの保育園への入園が保証され、育児費用が月額約1万5000円以下になるように政府の助成金が支給される

政府が法律や制度を整備し、会社がこれらをサポートすることで、女性の家事・育児の負担を軽減したことは、健康改善につながるよい例です。しかし、それ以上にスウェーデンの社会規範、つまり、育児に対する世論を変えたことが意義深いと感じます。今やスウェーデンでは、男女が平等に家事・育児をするものだと認識されています。家事や育児を誰が担当するのかの認識を変え、無理なく役割を果たせる環境を整備することによって、ストレス軽減と健康増進の両方が実現可能となります。

3つ目として、行政による法律や制度的な取り組みを行うことです。仕事の最低賃金を決めることはもちろんですが、例えば労働時間に制限を設けたり、ある作業に対する最低分担人数を決め、ひとりにかかる負担を少なくすることもできます。また、非正規雇用に対する偏見を改善し、正規雇用と非正規雇用の間の待遇差を減らす取り組みをすべきだと考えています。EUでは、このような政策が行われています。**非正規雇用であることが低所得につながらないように、正当な労働対価の支払い、退職金の支払い、能力育成の機会の提供などの方策を考えることが、社会全体の利益につながる**のです。

一生のうち、日本人が労働に費やす時間は、男性で9・2万〜10・6万時間（それぞれ大学・大学院卒～高卒）、女性で8・3万～9・3万時間と言われています。家庭での家事などを含めると、さらに莫大な時間になります。

ワークライフバランスやワークシェアリングなど新たな労働のキーワードも登場している今だからこそ、健康にとってマイナスにならないような働き方を見つけなければなりません。勤勉な日本人だからこそ、これから仕事とどう向き合っていくのかが問われているのです。

第4章

健康に欠かせない「人間関係」の話

人が怖くて外に出られない――シカゴを襲った熱波

１９９５年、シカゴの夏は熱波が押し寄せていて、例年よりもとても暑い状態でした。気温は44度近くにまで上がり湿度も高かったため、体感温度は一部の地域で52度にもなりました。これにより５日間で７５０人を超える人が熱中症で亡くなったと言われています。次々運ばれてくる死体に対応できず、冷凍トラックを借りて一時的に死体を安置せざるを得ないほどでした。亡くなった人の70％以上が65歳以上のお年寄りでした。

シカゴはアメリカ中西部の最大の都市です。ニューヨークに次いでアメリカ第２の経済の中心地でもあり、人口は同国第３位の２８０万人。ミシガン湖のほとりにそびえ立つ摩天楼は、多くの観光客を魅了する場所です。そんなアメリカ有数の大都会の真ん中で、一体、何が起こったのでしょうか？

これだけ多くの人たちが亡くなったのは、人への恐怖心が理由でした。救急隊は、熱波の直後から住民の家を一つひとつノックして救出作業を行いました。しかし、死者が多かったのは近所づきあいなどがほとんどない治安の悪い貧しい地域で、近所で安否を確認し合うこともありませんでした。お年寄りたちは救急隊が来たとは知らず、誰だかわからないので怖くてドアを開けることができませんでした。その結果、お金のないお年寄りが冷房のない部屋に閉じこもり、熱中症で亡くなるケースが一番多かったのです。

多くの命が失われたことに対し、メディアは市の対応を痛烈に批判しました。これに対し、市の当局者は「助けを呼ばない人がいるから、私たちは死者と話をせざるを得ないのだ」と述べ、後味の悪い結果となりました。最終的に、市長が「私たちは家族の方々に、すぐに祖父母に連絡をして様子を見に行くようにお願いしなければなりません」とコメントを出すほどでした。

この話にはまだ続きがあります。その後の調査で、同じくらい貧しく、またお年寄りの多い地域でも、死者が少ないところと多いところがあることがわかったのです。

シカゴ市内には、北ロンデールと南ロンデールというふたつの隣り合った地域がありますｓ。このふたつの地域は、ひとり暮らしのお年寄りの割合や、貧困率はあまり変わりません。しかし、熱波による死者は、北ロンデールが南ロンデールの10倍も多かったのです。

これに関して、ニューヨーク大学の社会学者エリック・クライネンバーグは著書の中で、「死亡者数の違いは近所づきあいを含めた北と南の地域性が原因だ」と述べています。死亡者が多かった北ロンデールは、1950年当時は、住民の9割近くが白人でした。その後人種の割合が急激に変わり、1990年には黒人が9割を占めるようになりました。当時、白人は黒人の隣に住むことをいやがり、黒人が周りに住み始めると、家を売って引っ越しました。人種差別の影響で、黒人が安定した職業に就くことや、銀行からお金を借りることも難しかったため、黒人が大半を占めるようになった地域はすっかり荒廃してしまいます。その結果、治安が悪化。人口は60%減少、住宅の数も半分になりました。地元で営業していた店も75%も減りました。住民たちは「スーパーもないし、薬局もない。生活用品を手に入れることができなくて困っている」「お店は相次いで閉店しているし、外に出てもやることがない」など、地元が廃れた様子を話します。

一方、南は、貧しさこそ北と変わりませんでしたが、地域の様子はまるで反対でした。安全で冷房の効いた商業施設が多く、お年寄りたちが気軽に外に出られる環境でした。また、地域ぐるみで、孤立しがちなお年寄りに声をかけ、公共の場所に連れ出すような働きかけが行われていました。地域の治安に対する住民たちの意識も高く、互いが見張り番となって、何かあった時にはすぐに警察に連絡する心がけのある地域でした。住民は、「たとえ通りにギャングがいても、みんなが玄関先に座っておしゃべりしているので、子どもたちを安心して外で遊ばせられる」と話します。

同じような状況にありながらも、人を信頼できず、命を落とさざるを得なかった人々。一方で、たとえ貧しくても、地域の人との普段からの関わり合いや地域の助け合いによりー命を取りとめた人々。シカゴの熱波の例は、人とのつながりが生死を左右した極端なケースかもしれません。しかし、人とのつながりが健康に与える影響は、ここ30年あまりで色々明らかになっています。

日本が世界に誇れる社会の「絆」

何度か繰り返しお話ししているように、日本は、他の国に比べ、社会の結束力が高く、人と人とが強い信頼関係で結ばれています。私は、日本が世界トップクラスの長寿国である理由のひとつはここにあると考えています。

大阪に出張した時のことです。タクシーの中に携帯電話を忘れてしまいました。最新型のiPhoneです。しかも、こともあろうに、タクシーのレシートももらっていなかったので、どのタクシー会社だったのかわかりません。唯一覚えていたのは、滞在先のホテルから乗った黒いタクシーということだけです。

到着先のお寿司屋さんで携帯電話を失くしたことに気がつき、どうしようとあたふたしていました。普通、アメリカでこのようなことがあれば、携帯電話が戻ることはまずありません。困っていると、板前さんが、「大丈夫です」と言って、電話をかけようとしています。私が「レシートを持っていないので問い合わせ先がわからない」と言うと、なんと彼は私の滞在先のホテルに電話をしてくれました。そこで、ベルキャプテンが私の乗ったタクシー会社を覚えているか聞いてくれたのです。結局、みなさんの親切で、携帯電話は無事に戻ってきました。

実は、ちょうど1週間後、イタリア出張だったのですが、私は日本の経験の後すっかり油断をし、今度は財布を失くしました（こんなにあちこちで忘れ物や失くし物をしているなんて驚かれるかもしれません！　この時はたまたま立て続けで、家内にはもちろんたっぷりしかられました）。財布には、パスポートと同じくらい大切なグリーンカード（永住権の証明で、常時携帯することが求められます）が入っていました。「これはまずい！」と思い、急いで警察署に行きました。

到着したのは夕方の6時半だったのですが、警察署はすでに閉まっていて、警察官たちはすべて家に帰ってしまったとのこと。イタリアでは、まるで犯罪は昼の警察の「営業時間」に起こらなければ対処できないとでも言うかのようです！　財布もないので一文無しです。どうしようもないので、現地のアメリカ領事館に行って、遺失物の届けを行い、助けを借りてなんとか当面のお金を工面しました。領事館では「財布はまず戻ってこないだろう」と言われました。何より、日本と違い、「財布を失くした」と慌てていても、届けをするのに助けてくれる人もいません。実際、その後も財布は戻ってきませんでした。

これは、私個人の例ですが、世界のどの国を見ても、日本ほど社会の信頼感、安心感、そして結束力がある国はありません。日本の治安がよいことはもちろん知っていますが、失くした携帯電話が絶対に見つかると確信を持って、まるでチームプレイのように連携して、ものの15分で携帯電話を見つけられる社会は本当に珍しいのです。暴力犯罪が少なく、人々がお互いを信頼し、安心して暮らせることは、決してあたり前ではありません。そのくらい、希有なことでもあるのです。

人とのつながりと死亡率の関係

ここからは、社会で起こっていることを社会疫学的なレンズでみなさんと一緒に解明していくために、まず、人とのつながりと健康の関係に対する考え方を紹介します。

人とのつながりと健康の関係を最初に提唱したのは、フランスの社会学者、エミール・デュルケーム（1858~1917）です。彼は、その功績から「現代社会学の父」と称されるのですが、私は、社会疫学の父でもあると思っています。1897年に発表された彼の一番有名な研究である「自殺論」では、自殺を単なる個人の心の問題と捉えるのではなく、社会的な背景が原因であると述べました。中でも、人とのつながりや社会からの孤立と自殺の関連性を明らかにするのに力を注ぎました。彼の理論は、1世紀以上かけて、様々な研究によって証明されています。

アメリカにおける自殺・他殺・事故で亡くなる可能性を見てみると、人とのつながりが薄い人――つまり、結婚していなかったり、親族がいなかったり、教会に通っていなかったりすると、死亡のリスクが2倍以上になることがわかっています。また、心臓疾患になる可能性も、社会とのつながりが弱くなればなるほど高まることが明らかになっています。

なぜ人とのつながりが強いと健康になるのでしょうか？　なぜ人間関係が希薄だと、健康が悪化するのでしょうか？

まず、大きく3つのメカニズムがあると言われています。

【人間関係と健康のメカニズム①　人とのつながりがその人の行動を決める】

みなさんも次のような経験はないでしょうか。彼氏・彼女、またはパートナーなど自分がつきあい始めた人がやめてくれというので、たばこをやめたり、お酒をやめたりしたこと。もしくは、その逆で、つきあう人がとても健康的な生活を送っているので、一緒に運動するようになったり、自然と体にいいものを食べるようになったこともあるかもしれません。

ひとつ目のメカニズムは、**人とのつながりによって、知らず知らずのうちに自分の行動が決められることがあり、その結果、健康に影響する**という説です。

この「つながり」は、恋人同士でなくても、友達、職場の同僚、あるいは家族、近所同士でも当てはまります。この中で、最も強い人とのつながりのひとつに結婚がありま す。実際、結婚後4年間の生活習慣について調査をし、婚姻状況が健康にどのように影響を与えたのかについて調べた研究がふたつあります。ひとつは46〜71歳の看護師約9万人を対象として研究したもの。また、もうひとつは医療従事者3万9000人を対象とした研究です。

まず食事に関して、**毎週食べる野菜の量は、男女ともに結婚すると増え、離婚もしくは伴侶が死別すると減る**ことがわかりました。しかし、その後再婚をするとぐんと増えるのです。これは結婚をしているかどうかが野菜摂取量に影響を与えることを強く示しています。映画やドラマでは、よくひとり暮らしの人がスーパーでお弁当やお惣菜などを買って食事を簡単に終わらせる姿が描かれます。そのイメージ通りの生活が実際に実行されているからでしょう。また、飲酒についても見てみました。すると、これは男女で正反対の結果が出ました。男性の場合、離婚や死別によって飲酒量は多くなり、再婚すると量が減りました。逆に女性の場合は離婚や死別が飲酒量を減らし、再婚をすると飲酒量が増えました。

これは結婚が男女に与える影響が違うことを意味していると思います。結婚し、妻に生活習慣について厳しく言いつけられるのが男性。結婚を通じてストレスが増え、飲酒量が増えるのが女性……なのかもしれません。私も妻に、「結婚したせいで不健康になった！」と言われないよう、十分気をつけています。

代表的な例で結婚をあげましたが、ひとつ目のメカニズムのポイントは、**自分がつきあう人や所属するグループによって、その人の行動が知らない間に決まり、健康に大きな影響を及ぼす**という考え方です。例えば、職場で同僚たちみながたばこを吸い、毎晩飲みに行くようなところだと、知らず知らずのうちに自分も喫煙したり、飲酒量が増えたりする可能性が高くなります。これは、人間は、周りの人の行動を真似する生き物であるという心理学の考え方に基づいています。

【人間関係と健康のメカニズム②　人と交《まじ》わるだけで健康になる】

ふたつ目の説は、**人には「人と交わること」で保たれる体の能力や機能があり、人と関わることで健康でいられる**と考える説です。このような能力や機能は、筋肉と同様、使わなければ駄目になってしまうものです。

私の日本人助手（女性）のおじいさんの話です。彼女のおじいさんは、90歳近くになるのですが、ここ数年、朝起きるのも大変で、昼間も家で寝ることが多くなっていたそうです。家族は働いているので、昼間起こして何かさせるというのは難しく、認知症も少しずつ進んでいました。

ある時、彼女の小学校の同級生が介護施設（デイケア）を運営していることがわかり、おじいさんを日中、施設に預けることにしたそうです。施設ではお年寄りが集まって、大きなお風呂に入ったり、歌やスポーツ、レクリエーションなどを楽しみます。今までも介護施設の存在は知っていましたが、本人が嫌がったので連れていかなかったそうです。今回も行く前は、「施設なんかに行かない！」と大変嫌がったそうですが、試しに連れていったところ、今では楽しみにするようになったとのこと。あれだけ起こしても朝起きてこなかったおじいさんが、彼女よりも早く起きるようになっただけでなく、「みんなに会うからちゃんとしないと」と言ってひげを剃り、身なりもしゃんとして、施設の迎えが来るのを待つようになったそうです。「見違えるように元気になった」と嬉しそうに話していました。**おじいさんが元気になるために必要だったのは、薬ではなく、「人との交わり」だった**のです。

これは、「交わりの力」を表したとてもいい例です。年齢に関係なく、人と交わることは、体の機能を高めることにつながります。人との交わりは、特にひとりになりがちな高齢者にとって、とても大切です。実際、多くの研究において、友達を訪問したり、デイケアや老人クラブの活動に携わるお年寄りは、家に閉じこもりがちなお年寄りよりも、体の機能を長く保ったり、認知症になりにくいという結果が出ています。人と関わることで、自分の価値を認識できるというのも大きな効果です。特にお年寄りは、体の機能が低下するので、用がなければ家に閉じこもりがちになります。しかし、お年寄りが誰とも話さず、家に閉じこもったままでいることは、体にとても悪いのです。体や認知の機能は、使わなければすぐに駄目になってしまいます。

これはとても不思議なことなのですが、**何か活動すると言っても、運動など、特別体によさそうなことをしなくてもいい**のです。将棋が好きな人は将棋を、手芸が好きな人はみんなで集まって手芸をするだけでよいのです。

また、友達と遊びに出かけたり、家族で一緒に食事をとるのもよいでしょう。**普段何気なくしている人との関わりの中で、認知の機能が保たれ、認知症を防いだり、体の機能の衰えによる病気を防ぐことができます。**

【人間関係と健康のメカニズム③　つながりから生まれる支援の力がある】

3つ目は、**人とのつながりから生まれる様々な支援（ソーシャルサポート）が健康に影響を与える**という考え方です。支援（サポート）と言うと、どうしても、公的な支援や、何かの団体によるサポートなどをイメージする方が多いかもしれませんが、ここで言うサポートは、みなさんの身のまわりで普段起こっている、個人同士のやりとりなどを含めたものです。ハーバードでソーシャルサポートの話をすると、学生たちは、「自分が普段気づいていない周りからのサポートに心から感謝したくなる」と言います。みなさんも、これからの説明を聞いて、ぜひ周りの方たちに感謝してください。

ソーシャルサポートとは、その人が持つ様々な人間関係を通じて受けられる支援のことです。前述の通り、政府や自治体などからの支援も含まれるのですが、それは私たちが受ける支援のほんの一部にすぎません。日頃気に留めないかもしれませんが、家族、親戚、友人、会社の同僚・上司や遊び仲間、町内会などの組織から私たちはたくさんのサポートを受けています。

ソーシャルサポートは主に３つの要素により構成されています。ひとつは「**もの**」です。お金の貸し借り、留守中のペットの世話、冠婚葬祭や引っ越しの手伝いなど、何かしらの直接的かつ物理的な支援を果たすものがこの部類です。ふたつ目は「**情報**」です。普段の生活の中で、周りの人々からもらう情報は非常に多いものです。それが健康の維持に役立っていることは言うまでもありません。例えば、近所の人に腕のよいかかりつけ医を教えてもらったり、体によい食事のメニューを友達同士で教え合ったりというのが当てはまります。３つ目は「**感情的なサポート**」です。私たちの周りの人々は、困ったことや悲しいことがあった時に、慰めてくれたり、励ましてくれたりします。一緒にいるだけで心が落ち着く人もいるでしょう。健康の維持には心も健全に保つことが重要です。

色々なプラスの効果をもたらしてくれるソーシャルサポートですが、ひとつ注意しなければならない点があります。それは、「マイナスのソーシャルサポート」の存在です。特に感情的なサポートで発生しやすいのですが、心配しているように見せかけて、おせっかいで、かえって落ち込むようなアドバイスをする人などもたまにいるでしょう。また、日本では、周囲に気を遣うあまりに、本来自分がしたいことをできないことがあるかもしれません。仲間はずれやいじめ、差別や偏見などもこの部類に入ります。「サポート」と言うと、言葉の響きからしてプラスの面に目がいくことが多いのですが、残念ながらマイナスな要素もあることは、心に留めておいた方がよいでしょう。

しかし、孤独死やひきこもりなど、社会からの孤立が問題となっている日本で、ソーシャルサポートのプラスの面を改めて見直す必要があると思っています。

ここからは、具体的な研究をもとに、人との関わりと健康のメカニズムについて検証していきましょう。

お見舞いに来てくれる人の数が病気の回復を決める？

人とのつながりと病気の回復力について調べた研究があります。この研究では、心筋梗塞で倒れた患者を対象に、何人が入院生活をサポートしてくれたかを調査し、その人が受けたソーシャルサポート（人とのつながりによって受ける支援）と6か月後の生存率を調べたものです。私の同僚であるハーバード大学のリサ・バークマン教授が中心となって行いました。

その結果、**入院中にサポートしてくれた人の数が多ければ多いほど、患者の生存率が見事に高まる**ことが確認されました。特に、先ほど、ソーシャルサポートには色々な種類があると紹介しましたが、中でも感情的なサポート——励ましてくれたり、慰めてくれたり、勇気づけてくれたりといったことと、病気の回復が特に関連していました。また、特に入院前からの人間関係、つまり普段からこのような支え合える人間関係を持っていることが入院後の生存率に関係していました。

確かに、普通に考えてみると、人から大切にされていたり、困った時に助けてくれる仲間がいるというのは、心穏やかに健やかな生活を送れるかどうかに大きく関連すると思います。一見、社会疫学のレンズを外して考えると当然のように見えることを、数字で証明する——目に見えないものを「見える化」するのが我々研究者の役割でもあります。

このように、周りの人から受けるサポートは、健康の維持・増進に大きく役立ちます。入院している人が「○○さんが来てくれたおかげで元気になった」と言うことがよくあります。これは、決してお世辞ではありません。ですから、周りの人が病気で入院した時や、困っている時、特別に何か「してあげよう」と思わなくてもよいのです。

あなたという存在がそばにいるだけで、病気の回復力を上げたり、病気にならないことに貢献している——ソーシャルサポートの研究は、人と人とのつながりが持つ、目に見えない力の存在を教えてくれているのです。

肥満の友達は肥満になる?

これだけ健康に影響を与える人とのつながり。次に、マイナスに影響する事例も見てみましょう。

ハーバードで教鞭を執っていたニコラス・クリスタキス教授の論文があります。彼は、人のつながりと肥満の関係を調べるために、アメリカで5000人を超える人々の32年間分のデータを分析しました。肥満が人とのつながりを介して〝伝染〟するのかを検証しようと試みたのです。

その結果は驚くべきものでした。ある人が肥満だった場合、50％の確率でその友達は肥満になります。そして、友達の友達に至っては、肥満の人と直接の関係がなくても、20％の確率で肥満になります。さらに一段階離れて友達の友達の友達の場合でも、10％の確率で肥満になることがわかりました。恐るべきことは、これは統計的に観察されたものであり、お互いに知り合いかどうかは関係がないという点です。

この研究では、本当に「つながり」のみが影響を与えたのかを測定するために、色々な可能性を排除しました。人間関係を扱う上では、双方が同じような環境に住んでいる可能性が高いことが想像できます。「肥満の友達は肥満」についても、同じドーナツショップに毎日通っていれば、肥満になるのも理解できます。したがって、その可能性がないことを指し示す必要があります。また、肥満の人たちが同じように肥満の人と自然につながったために、肥満が伝染したように見えた可能性があります。このような、人のつながりと健康の関係を見せかけのものにする要素の可能性を、分析の時点で極力排除しました。

その結果、先ほどの通り、**人と人とのつながりは、本人が認識していないところまでも影響を受けている**可能性があることがわかりました。また、**肥満以外にも、喫煙、飲酒、うつ、幸せの感じ方においても、つながりの影響が認められています。**

絆、お互い様——地域の結束力が生活に与えるもの

みなさん、童話『スイミー』を読んだことはあるでしょうか。小さな魚たちがみんなで協力し合って、大きなマグロを退治し、海の平和を取り戻す話です。日本の教科書にも載っているので、小さい頃読んだという方もいらっしゃることでしょう。

この話は、まさにこれからお話しする「結束力」が大きな力を持つことをとてもよく表現しています。社会疫学では、**人が集まった時のパワーは、個人一人ひとりの力を足したもの以上になる**と考えます。先ほどまで、個人の持つつながりが健康に与える影響について話してきましたが、ここからは、少し話を広げて、地域や社会単位での人とのつながりや結束力が、健康にどのような影響を与えるのかについて考えていきましょう。

「人とのつながり（結束）により得られるもの」のことを、ソーシャルキャピタル（社会関係資本）と言います。日本語には、ソーシャルキャピタルのイメージをとてもよく表す言葉やことわざがたくさんあります。「絆」「お互い様」「遠くの親戚より近くの他人」「情けは人のためならず」……など、何となくイメージがわくでしょうか？　これらが表すように、日本には、ソーシャルキャピタルという言葉ができるずっと前から、ソーシャルキャピタルの概念すなわち、**地域や人とのつながりや信頼感をもとに、人が他人を思いやる協調的な行動をとり、それが地域全体や自分の財産になる**という考え方が根ざしていたのです。協調的な行動というのは、何か困っている人がいたら物質的な援助をするというものもそうですし、精神的に助け合うというような、目に見えないものも含まれます。こういったすべてが、自分を含めた地域の人の「財産」なのだという考えに基づいています。

ここまで説明したところで、読者のみなさんは、先ほどの「ソーシャルサポート」と何が違うの？　と思われるかもしれません。簡単に説明すると、**ソーシャルサポートは個人同士のやりとりがもとになっている**と考えてください。これに対し、**ソーシャルキャピタルは、地域やコミュニティなどグループ全体の調和や協調性、結束力を表す**ものだと考えるとよいでしょう。

日本でも特に地方などは、町内会や自治会などを通じて、住民同士のつながりが強い地域がたくさんあります。町のみんながお互いを知っていて、普段から冠婚葬祭や地域のイベントで協力し合う状況は、とても高いソーシャルキャピタルがあることを意味します。また、町の状況を改善するためにみんなで自治体に嘆願書を書くとか、話し合いの場を設けるといったような行動においても、強い結束力を表します。

ソーシャルキャピタルという言葉が広まるきっかけとなったのは、１９９４年にハーバード大学のロバート・パットナム教授が書いた本『哲学する民主主義』（ＮＴＴ出版）（原題『Making Democracy Work. Civic Traditions in Modern Italy』）です。パットナム教授は、１９７０年代のイタリア社会に注目し、その後20年間にわたって研究しました。イタリアでは、この時代、地方分権化が進み、様々な地方都市が独自の政策や取り組みを行いました。中部や東部の地方都市であるエミリアやロマーニャ（現在のエミリア＝ロマーニャ州）では非常に質の高い行政サービスや政策が行われ、人々の生活も安定し、経済成長を生み出しました。一方で、南部の都市シチリアやカラブリアなどは、汚職や政治腐敗が頻発し、政策や行政サービスも質の悪いものになり、結果的に州民たちも中部の人たちに比べて惨めな生活を送らざるを得なくなったと言います。

「なぜこのような州による差が出るのか」に着目したのがパットナム教授でした。彼の面白いところは、もともとの地域の経済成長の度合いや豊かさではなく、その州に住んでいる人たちの結束力や助け合いの度合い、いわゆる「ソーシャルキャピタル」に注目したところです。

研究の結果、質の高い行政が行われた中部の都市では、住民が積極的にコミュニティ（自治会等）を立ち上げたり、地域住民がお互いを信頼し合って法律や施策を遵守しました。一方で、政治腐敗などで荒廃が進んだ南部の都市の住民たちは、「行政はお上のもの」と考え、当事者意識が低く、法律や施策も押し付けられたものとして、抑圧され搾取されているという意識がとても強かったのです。結果、住民と州政府の信頼関係も悪くなる悪循環をつくり出しました。つまり、その地域の人たちの「結束力」や「信頼感」が、彼らの生活を左右していることを示しました。

地域の「絆」の測り方

それでは、ソーシャルキャピタルの有無はどのように決めるのでしょうか。私がよく講演等で、「地域の絆を測っています」というと、「どうやって測るのですか?」と多くの質問を受けます。絆やつながりなど、「目に見えないけれども社会に存在しているもの」を測るのが、私たち社会疫学者の腕の見せどころです。

ソーシャルキャピタルを測る時には、周りの人への信頼感について質問します。例えば、

・この地域の人を信頼できますか?
・近所の人が困っていた時、手伝いますか?
・ここは周りの人とのつながりが密な地域ですか?
・近所同士は仲がよいですか?

・たいていの人はチャンスがあればつけ込もうとすると思いますか？

などといった質問をします。また、地域の結束力を測る際には、これらに加えて、地域で行われている催し物や、社交の機会、趣味のサークルの数なども調べます。このような質問をし、地域の人への信頼の強さを測ることで、ソーシャルキャピタルの大小を測定します。

また、変わったやり方としては、無作為に家を選び、玄関先で「電話を貸してください！」とお願いした時に使わせてくれる率を測定することもあります。また、迷子の子どもに大人が声をかけるまでの時間を計測するといった方法も試されており、このような方法でもソーシャルキャピタルを測定することが可能です。

ソーシャルキャピタルは周りの人との信頼関係をつくり、地域の絆を高めます。これに加えて、健康の面でも、地域の見張りの役目を果たします。

私が育った神奈川県川崎市を例にお話ししましょう。当時、日本にはたばこの自動販売機がたくさんありましたが、未成年者が地元の自動販売機でたばこを買っているところを目撃したことはありませんでした。もちろん、日本の中高生がたばこに対する関心を持っていなかったわけではないと思います。しかし、私が住んでいたところは近所づきあいが非常に多い地域でした。もし、中学生の私がこっそりたばこを買ったら、「お宅のイチローちゃんがこんなことをしていたわよ」と近所の誰かが親や学校に連絡し、家に帰った時には親や先生はすべてを知っている……このような地域でした。だからこそ、自動販売機でたばこを買うような「危険な」行為を誰もしなかったのです。

このように、警察が見ていなかったとしても、地域住民が自ら見張りとして機能できるのも、ソーシャルキャピタルがきちんと存在する証拠です。**ソーシャルキャピタルが高いことで、警察などによる社会の仕組みに頼らずに、住民同士が治安や健康を守ることもできるのです。**

日本の伝統的な会合が長寿の秘訣？

実は、日本では昔からソーシャルキャピタルを増やす取り組みが行われてきました。

みなさん、「無尽講《むじんこう》」はご存じですか？　地域によっては「無尽《むじん》」や「頼母子講《たのもしこう》」などと呼ばれています。これは、近所同士などで掛け金を出し合ってお金を貯め、積み立てたお金で困った時に助け合ったり、みんなで旅行したりなどする、地域をベースにした助け合いの活動です。江戸時代に盛んになった活動で、今では少なくなりましたが、山梨県や沖縄県などで行われています。昔は地域の金銭的な支援という色合いが強かったのですが、現在では、地域の交流や親睦を深める目的が強くなっているようです。これはまさに、地域の絆を深めるという点で、ソーシャルキャピタルを保つ取り組みなのですが、この無尽講への参加と健康について調べた研究があります。

東京大学（当時山梨大学）の近藤尚己准教授らが山梨県の無尽講について分析しました。同県では、65歳以上のお年寄りの66％以上が無尽講に参加したことがありました。平均的に、毎月の掛け金は約５７００円。懇親会が名目の無尽会には約２３００円を払っていました。調査では、同県のお年寄り５６２人を８年間かけて調査し、無尽講への参加状況と健康の状況をまとめました。

その結果、無尽講に積極的に楽しみながら参加しているお年寄りたちは、そうでない人たちよりも、要介護になる確率や死亡する確率が低いことがわかりました。一方で、本人の所得の状況にかかわらず、金銭のやりとりが一番の目的だったり、月10万円など高額な掛け金の無尽講に参加しているお年寄りたちは、要介護になったり死亡する確率が高くなりました。

これは、人とのつながりと健康の関係をとてもよく表しています。**周りの人たちと楽しみながら交流できる場合は健康によい影響を与えます。**一方で、この章の最初でも紹介した通り、**つながることが負担になってしまう場合**――例えば、**個人がつながることで責任を重く感じたり、そこでの人間関係がうまくいかない場合などは、逆に健康に悪い影響を与えてしまう**のです。

つながりを健康に生かすためのこれから――日本に寄せられる期待

この章では、人と人とのつながりが健康に影響を与えることを話してきました。どの研究でもそうですが、特に人々の命を扱う分野では、**あることが何かに確実に影響を与えているという因果関係の証明はとても重要**です。そして、因果関係が明らかになったことは、取り組みとして社会に役立てることが大切です。

説明してきた通り、ソーシャルサポートやソーシャルキャピタルに関しては、人々の状態を観察した結果、健康に大きな影響を与えることが証明されています。これを踏まえ、健康への働きかけとして、医療従事者による定期的な訪問や、グループセラピーを実施するなど、世界でも様々な取り組みが行われてきました。しかし、残念なことに、パブリックヘルスの取り組みとして人とのつながりを人工的につくり、健康状態をよくしようとしても、あまり期待するような結果が出ないことが続きました。

世界中の研究者がその理由を分析していますが、ひとつには人とのつながりは長い時間をかけて自然につくられるもので、一時的に人工的につくられた人間関係のつながりは、あまり意味がないかもしれないという説です。また、人とのつながりによって得られるソーシャルサポートは、サポートを受けるタイミングが重要であり、タイミングを逃すと、健康への効果がなくなってしまうのではないかという理由を述べる人もいます。例えば、入院患者の生存率を上げるために、入院後にソーシャルサポートを与えてもあまり意味はなく、入院前からの人とのつながりが大事なのではないかということです。また、私としては、ソーシャルサポートに反応しやすい人、しにくい人がいるのではないかと考えていますが、まだ確かなことは言えません。

このように、人のつながりと健康の分野は、今もなお研究が必要なもののひとつです。

しかし、近年、日本のいくつかの実験の結果が注目されています。ひとつは、愛知県にある武豊町《たけとよちょう》という人口約4万人の町で行われた、お年寄りが集まるサロンに関する研究です。町が地域のお年寄りが集まるシニアセンターを建設し、ボランティアによってお年寄りが集えるサロンを運営することを決めました。ポイントは、シニアセンターの建設だけではなく、お年寄りたちが集える工夫をしたことです。サロンでは様々な社交の機会を通じて、お年寄りの健康的な生活を支援します。日本福祉大学の近藤克則教授のグループが、サロンをきっかけに高齢者の健康状態がよくなるかどうかを2年間にわたって調査しました。

結果、サロンに近いところに住んでいる人ほどより多くサロンを利用し、多くのソーシャルキャピタルを得ていました。また、自己申告にはなりますが、サロンを利用している人の方が自分の健康状態をよいと感じる人が多いことがわかりました。

人とのつながりと健康は、これからもまだまだ研究が必要な分野です。しかし、この分野は、**日本が世界に貢献できる役割が非常に大きい**と考えています。何度もお話ししているように、人や地域を大切にする文化を持つ日本のソーシャルキャピタルは、世界に誇る日本の宝です。地元のお祭りや町内会など、ソーシャルキャピタルやソーシャルサポートを生かす伝統的な文化が人々の手で受け継がれていることが、これを証明しています。

また、日本は、この分野で世界に先駆けた働きかけをする際に役立つ、とても貴重な歴史的・環境的要素を持っています。社会の結束を大切にする歴史的な背景や、アメリカなどと比べて人種や社会経済的状況に関して隔たりがないことは、この分野の実験的な試みをする上で、この上ない環境を提供しているのです。

例えば、結束力が何か経験したことのない地域では、「地域のつながりを大切にしましょう」と言ってもそれが何を指すのかわからないかもしれません。また、働きかけの効果を見るには、同じような人種や似たような経済状況の人たちでの比較が必要です。この点、日本は、アメリカに比べて、働きかけの効果を見る土壌として適していると言えるでしょう。

シカゴの例や東日本大震災からも経験した通り、天災は避けることができません。また、資本主義社会において、格差をゼロにするということは不可能です。しかし、ソーシャルキャピタルとソーシャルサポートは、**地域の結束力や人との絆を高めれば、自然災害や貧困などの不利な状況にかかわらず、住民の安全と健康を保てる**ことを教えてくれているのです。

私は、この分野の研究が進み、人のつながりに着目したパブリックヘルスの働きかけが近いうちにできるようになると考えています。これができるようになれば、例えば社会的に孤立しやすいひとり暮らしのお年寄りなどに対して、どのような働きかけをしたらよいのかがわかるようになるでしょう。これぞ、パブリックヘルスが社会に提供できる「処方箋」です。そして、人を大切にする日本が世界に発信できる知恵なのです。

第5章

社会全体の健康はこうして守る

この人物は誰でしょう？

１９４５年4月12日14時30分、63歳の白人男性、Ｒさんに起こった出来事です。彼はオフィスで事務作業をしていたところ、急に後頭部付近に激しい痛みを感じました。数分後、Ｒさんは意識を失ってしまいました。

このような状態のＲさんを発見した人は、さっそくかかりつけの医師に電話をし、診察してもらいました。Ｒさんには次のような症状がありました。

・顔が青白く、つめたく、汗を多量にかいていた
・意識はなし
・右目の瞳孔が開いていた
・心拍数は96回（通常は60～１００程度）
・血圧は３００／１９０㎜Hg（通常は１２０／80㎜Hg以下）
・両足の深部腱反射なし
・右肘の深部腱反射が弱い

また、かかりつけ医はＲさんに次のような病歴があることを知っていました。

・24年前にポリオ（小児麻痺）にかかり、両足の力が弱い
・4年前に高血圧と診断され、フェノバルビタール（鎮静剤）1／4粒を1日3回飲んでいる
・1日約10本たばこを吸っている
ちなみに、今ではポリオにはほとんどかかりませんし、高血圧も違った薬を処方すると思います。
その後救急車が呼ばれ、Rさんは病院に搬送されました。

15時15分
血圧は210／110㎜Hgに。
右目の瞳孔は開いたまま。左目の瞳孔も開き始める。
チアノーゼ（血液中の酸素欠乏のため皮膚や粘膜が暗紫色になる状態）が発生。

15時31分

呼吸が止まったため、ＣＰＲ（心肺蘇生）実施。

カフェイン及び安息香酸ナトリウムを点滴注入。

アドレナリンを心臓に直接注入。

15時35分
脳卒中による死亡確認。
※これらの処置は、当時、最先端の治療に基づいたものですが、今では医学の発達もあり、違った処置が行われるものと思います。

このRさんは歴史上の人物ですが、みなさんはおわかりになりますでしょうか？

答えはアメリカの第32代大統領、フランクリン・ルーズベルトです。彼は在職中にこのように脳卒中で亡くなりました。

ここで注目したいのは高血圧と脳卒中の関係です。

ルーズベルト大統領の血圧は、ずっと高かったわけではありません。公開された大統領の健康情報によると、大統領は第二次世界大戦開戦時、ドイツなどの枢軸国がヨーロッパ侵略計画を企てはじめた頃から徐々に血圧が高まります。しかし、戦況が好転し、アメリカをはじめとする連合国が１９４４年にノルマンディー上陸作戦に成功した頃から、血圧は低くなりました。けれども、その後、大統領選挙がはじまると、再び血圧が上がり、コントロール不能になりはじめます。ヤルタ会談の際にはいったん下がりましたが、その後急上昇。大統領選挙の勝利目前である１９４５年４月12日に亡くなりました。

これまでは、健康に影響を与える社会的な要因とそのメカニズムについて説明してきました。ここからは、実践編として、**パブリックヘルスの専門家がどのように問題を変えていくのか**について説明していきたいと思います。

ずっと謎だった脳卒中の原因

当時、高血圧に苦しんでいたのはルーズベルト大統領だけではありませんでした。１９３０年代から40年代にかけて、医学の発達により、アメリカでは感染症で亡くなる人は減りつつありました。一方で、脳卒中や心臓病、がんなど、慢性疾患の患者や死亡者が劇的に増え、国の大きな課題となっていました。大統領の死は、そんなアメリカを象徴するような出来事だったのです。彼の死がきっかけとなって、国が動き出すこととなりました。

彼の死から3年後の1948年に立ち上げられたのが、「フラミンガム心臓研究」と呼ばれる大規模な疫学の研究です。第1章でも書きましたが、疫学は、病気の原因を明らかにするパブリックヘルスの根幹の学問です。高血圧が脳卒中の危険度を高めることは今では広く知られています。しかし、**今からほんの60年前は、なぜ心臓病や脳卒中などの循環器系の病気を発症する人としない人がいるのか、何が原因なのかが、わかっていなかった**のです。これを明らかにしたのが、フラミンガム心臓研究でした。

フラミンガムというのは、マサチューセッツ州の東部にある、当時人口約2万8000人の町の名前です。国家規模の疫学研究をするには、時間もお金もかかります。何より、住民の協力が不可欠です。そのような中で、国のパブリックヘルスチームは、フラミンガムで過去に結核の疫学研究を行った際に住民が協力的だったこと、また、アメリカの医療の最先端のひとつであるボストンから近かったことを理由に、フラミンガムを研究の場所として選びました。

最初の研究では、30歳から62歳の住民のうち、５２０９人が研究に参加しました。これは対象の住民の約３分の２に当たります。この住民たちは、２年に一度、調査に協力することになりました。調査では年齢や性別、社会経済的状況（所得、学歴、職業）などの基本的な情報から、生活習慣、これまでかかったことのある病気などに加え、血圧、血液検査、心電図などの医学的な情報も集められました。住民へのお礼として、無料で健康診断を提供しました。

その結果、心臓病や脳卒中の原因が何なのかを突き止めることに成功しました。今では、高血圧や、喫煙、高コレステロール値、運動不足、肥満などが心臓病や脳卒中の原因であることは広く知られています。しかし、このような病気の原因究明は、多くの人の長年の協力により可能となったのです。

なお、フラミンガム心臓研究は、検査技術の進歩により、いくつかの項目が追加されながら続いています。今では、当時の参加者の子どもや孫なども巻き込みながら、認知症や遺伝と病気の関連などを調べ、人々の健康を守るために研究が続けられています。

この研究の中から、ルーズベルト大統領のような「超」高血圧状態にある人は、脳卒中になるリスクが急激に高まることが明らかになりました。通常の血圧の人と比べて7倍もリスクが高まるのです。今では、血圧が上がるにつれて脳卒中のリスクが高まることは多くの人が知っていることですが、当時は画期的な発見でした。

現在は、医学の発達によって、ルーズベルト大統領の水準にまで血圧が高くなることはまれです。これは、医療技術や薬の発達に加え、高血圧のリスクに関する人々への周知の効果もあると思います。また、定期健康診断をはじめとした検査の実施による効果も見逃せません。

高血圧に関する全米を対象とした意識調査を見ると、1976～80年は高血圧の人のうち、自分の高血圧を認識していた人は51％程度しかいませんでした。しかし、それが2000年には70％にまで上昇しています。みなさんの周りにも治療をしている人や日々血圧測定をしている人がいるのではないでしょうか？　患者が多いのはよくないことですが、リスクを認識し、少しでも改善しようとしている人が増えていることは非常によいことだと思います。

そして高血圧のリスクに関する認知向上と時期を同じくするかのように、心筋梗塞や狭心症などの心血管疾患や、脳卒中などをはじめとする脳血管障害の患者数が減っています。人口10万人あたりの死亡者数が、１９５０年前後は４００人もいたのが、１９９６年にはその半分の２００人を下回るようになりました。多くの人にリスクを知らせることで、何万人という命を救えるようになったのです。

川の上流、下流

みなさん、第1章でお話しした、川の上流と下流の話を覚えていますか？

ルーズベルト大統領の血圧は、脳卒中で亡くなる直前、とても高い数値でした。普段から血圧が高かったので、血圧を下げる薬も飲んでいました。でも、川の上流・下流の考え方だと、血圧がこれだけ高いという時点で、彼の状態はすでに下流に位置しています。これは、脳卒中のリスクに関して言うと末期的な状態で、当時の最先端の医療で血圧を下げようとしても、時すでに遅しだったことがわかります。

それでは、脳卒中の上流の原因とは何でしょうか。前述したように、彼はたばこを吸っていました。また、世界恐慌や第二次世界大戦の時の大統領ですから、不規則な生活や、相当なストレスがかかっていたことは容易に想像できます。また、彼はポリオにかかっていたこともあり下半身を動かすことが難しく、車いす生活を送っていました。ですので、運動するのも難しい状況でした。たばこや運動不足が高血圧を招き、さらにそれが脳卒中や心臓病のリスクになることは、フラミンガム心臓研究以降、様々な疫学研究により次々に明らかになったことです。

しかし、もし、前からこのような「上流」のリスクがわかっていれば、大統領の血圧も、手の施しようのないほど上がることはなかったかもしれません。社会的な要因を探る社会疫学的な発想であれば、当時の大統領の生活習慣を見直したり、禁煙を勧めたりなど、より上流の原因に働きかけたでしょう。

パブリックヘルスでは、この川の上流から下流までを考えた時に、どこにいる人たちにどの程度働きかけをしたら、社会全体が健康になるかを考えます。例えば、川全体に１０００人の人たちがいるとします。使えるお金が１００万円あった時に、川の下流にいる、脳卒中一歩手前のかなり血圧の高い１００人に集中的に高血圧の薬を渡すのか、それとも川の上流・下流にいる1000人全員が運動しやすいような環境を整えて運動不足を予防し、上流のリスクを減らすのか。使える資源に限りがある時に、どちらをしたらよいのかを決める必要があるのです。

社会全体を健康にするための基本的な考え方

先ほどのたとえでは、わかりやすく、川には1000人の人がいると仮定しましたが、実際は、ひとつの町や市、自治体、ひいては日本全体と考えると、何万、何百万、時に1億人以上の今後の健康の行方がかかっています。そう考えると、「エイヤ！」という直感でどちらにするか決めるなど、恐ろしく無責任なことはできなくなります。パブリックヘルスに携わる人たちは、大勢の命を左右するという点で、医師になるのと同じくらいか、それ以上の責任があるのです。ですので、大学院でも、根底となる考え方をしっかり勉強してもらうために、厳しく指導しています。

ここからは、病気の予防を考えるための前提となる、パブリックヘルス的な考え方を紹介していきます。大学院の授業では、お医者さんも多いので、パブリックヘルスの考え方を説明すると驚く学生もたくさんいます。それほど医学の考え方とは違う点があるということでしょう。みなさんにとっても、なじみのない考え方かもしれませんが、地域の健康づくりなどに携わる際には欠かせませんので、おつきあい頂ければと思います。

色々な病気の「下流」のリスクとなる、高血圧を事例として使いましょう。

①病気は徐々になるものであって、「今日」からなるのではない

こう言うと、大抵の人が「でも、私は昨日医者から高血圧だと診断されました。それが病気になったということではないのですか?」と言います。日本の場合、高血圧の診断基準は上の血圧が140㎜Hg、下の血圧が90㎜Hg以上です。しかし、図5－1を見てください。血圧の高さと脳卒中を発症するリスクは、**連続した曲線状にあります。ここまでがリスク○%で、ここからは×%ですという区切りがあるわけではない**のです。

私たちが正常な血圧の目安を120/80㎜Hg以下とするのは、もちろん、色々な学者が研究を重ね、分析した結果でもあるのですが、数字の切りもよく、適当なバランスだと判断したにすぎません。つまり、**医学上の色々な指標は「恣意的」であることが多い**

5−1　血圧の高さと脳卒中の発症リスク

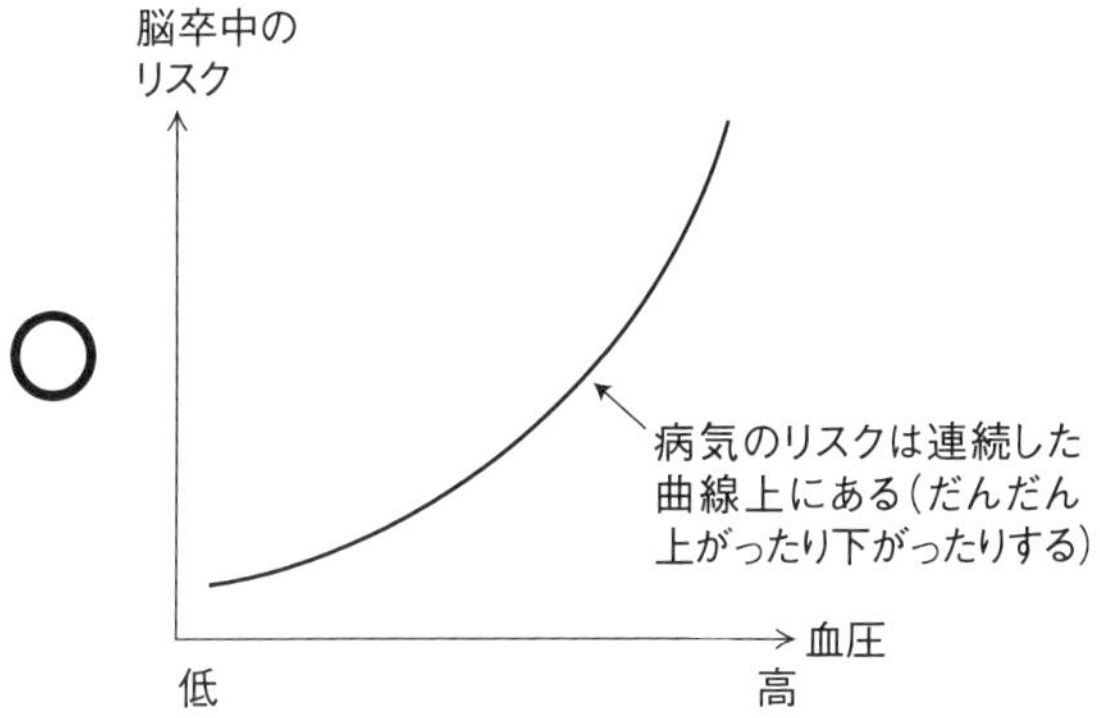
脳卒中の
リスク
○
病気のリスクは連続した
曲線上にある（だんだん
上がったり下がったりする）
血圧
低
高

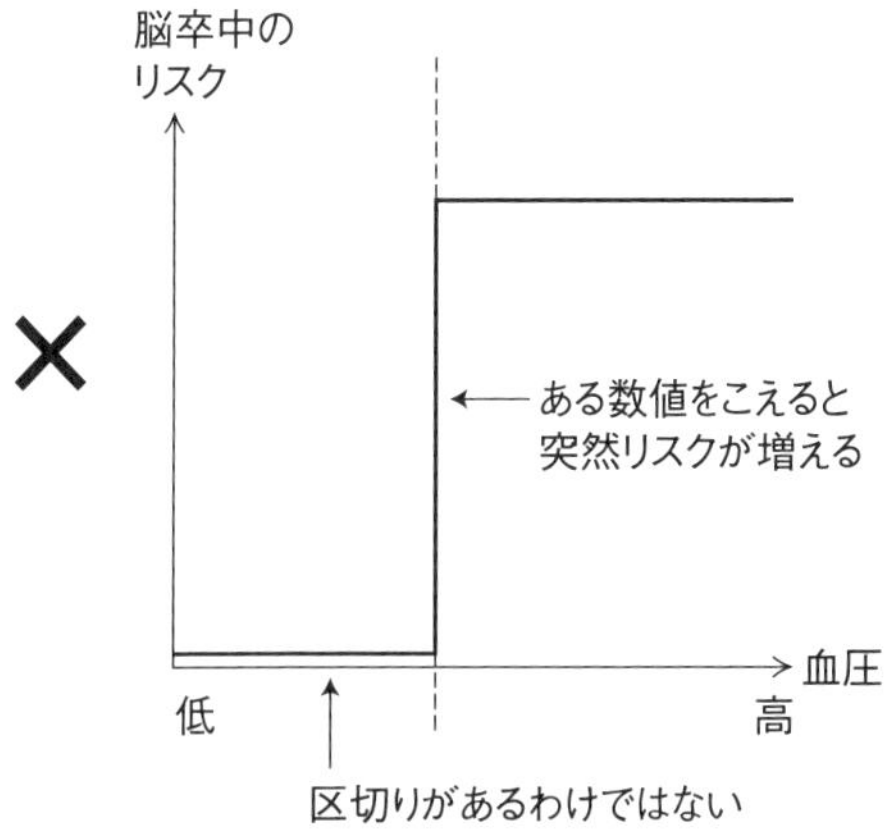
脳卒中の
リスク
×
ある数値をこえると
突然リスクが増える
血圧
低
高
区切りがあるわけではない

ということです。高血圧の診断基準は実際、国によって異なります。肥満の基準値も日本とアメリカでは違います。もちろん、このような基準値をつくることは、患者とそうでない人、リスクのある人とない人を区別し、特定の人に治療や社会的な支援をするために、政策や医学の立場からするととても大事なことです。

しかし、パブリックヘルスでは、病気のリスクがあるかないかは、白黒の判断をつけることに重きをおきません。それよりも、**病気のリスクは「だんだん」積み重ねて上がったり下がったりするものなので、少しでもリスクを下げる方に働きかけよう**という考え方をします。

例えば、アメリカではBMI（ボディマス指数）30以上の人が肥満です。こういう指標を出すと、BMI29・9の人は、区切り上は「肥満ではない」ことになります。しかし、実際、BMI30の人と29・9の人の心臓病のリスクは大きく変わるものではありません。白黒はっきりさせる代わりに、**全体のリスクの中で自分がどの辺りの位置にいるか（曲線のどこにいるか）を確認し、それを低い位置になるよう働きかけましょう**というのがパブリックヘルスの考え方なのです。

②大多数の「中リスク」の人たちに多くの患者が潜んでいる

医学の視点で考えると、より重症な人たちに資源を投下し、彼らの命を救うことが大前提です。しかし、パブリックヘルスの視点――それは、この本でも何度も出てきているように、社会全体を健康にすることを目標にしています。病気の発生率や死亡率を減らすというのが私たちのゴールです。

社会という視点を持った時に大切なのは、実際に病気になっている人がどこからやってくるのかという視点です。つまり、**どの層に資源を投下したら、病気になる人の数を最小限に抑えることができるのか**を考えるのです。

リスクが高い人だけに働きかけても、社会全体に対する影響は少ない可能性があります。例えば、ルーズベルト大統領ほど血圧が高いと、脳卒中のリスクは異常に高いわけですが、一方で、それだけ血圧の高い人の数は、数にすると幸いあまり多くありません。

そのため、**高リスク群の人数が減ったとしても、発症率や死亡率といった、社会全体の健康度を測る指標においては、効果が表れにくい**のです。一方、**リスクとしては低・中程度だったとしても、人数が多い場合、彼らが病気になった時の社会的インパクトはと**

ても大きくなります。

血圧に関して言うと、社会全体の人口の分布は次の図5－2のようになります。山になっているところが一番人数の多いところです。そして、右肩上がりのカーブは、先ほどの疾患のリスクを表しています。ここでは、脳卒中のリスクとしましょう。全体で1000人いるとします。

血圧が上がれば上がるほど、脳卒中のリスクも上がるわけですが、人数の分布を見てみると、血圧がとても高い人の人数は、それほど多くありません。血圧の高い人たちが10年後に脳卒中になる確率が80％だったとしても、人数が100人の場合、80人になります。逆に、血圧が中くらいに高い人たちのところで分布の山がピークに達している、つまり人数が一番多くなっているのがわかります。血圧の中くらいの人が脳卒中になる確率は、平均で50％だったとします。しかし、人数が800人いる場合、10年後にこのグループから脳卒中発症者数は400人となります。同じく、血圧の低い人の脳卒中発生率は20％で人数が100人の場合、このグループからは20人が脳卒中になります。全体で考えると、この集団で10年後に脳卒中になる人は500人と予想されますが、この

5-2　パブリックヘルスの問題を考える際に重要なグラフ
（例：血圧と脳卒中）

健康問題の人口分布

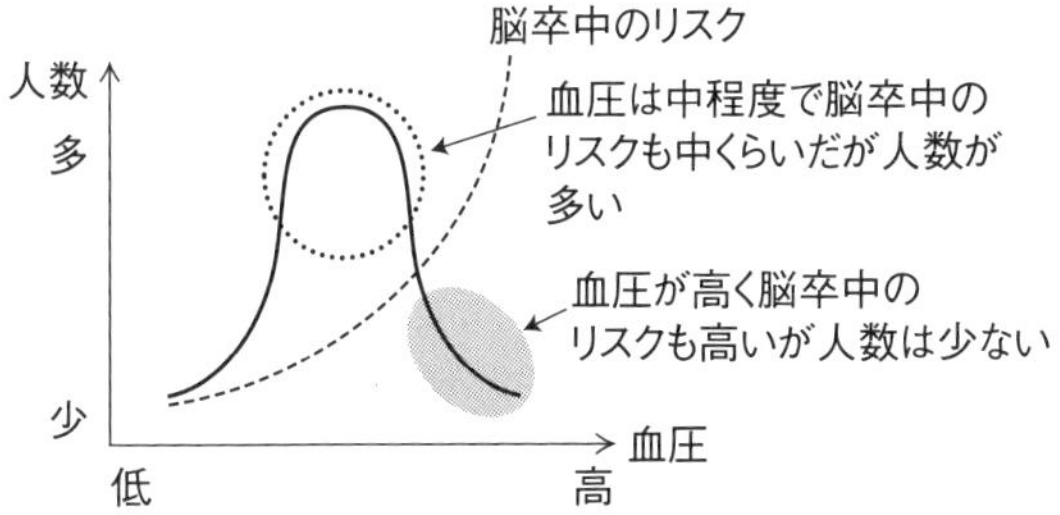
脳卒中のリスク
人数
多
少
血圧は中程度で脳卒中のリスクも中くらいだが人数が多い
血圧が高く脳卒中のリスクも高いが人数は少ない
血圧
低
高

《ベルシェイプ（鐘の形）のような分布になる》

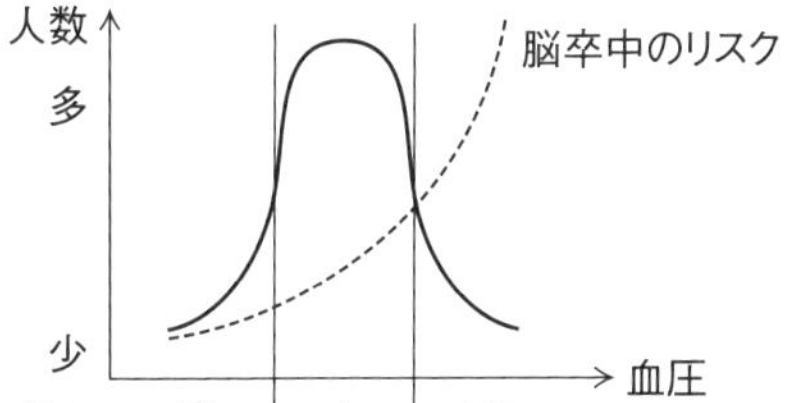
人数
多
脳卒中のリスク
少
血圧

10年後に脳卒中になる確率	低 ↓ 20%	中 ↓ 50%	高 ↓ 80%
人数	100人	800人	100人

血圧			
	低いグループ	100人×20%＝	20人
	中くらいのグループ	800人×50%＝	400人
	高いグループ	100人×80%＝	80人
			計500人

10年後この集団には合計500人の脳卒中の患者が発生することになるが、中くらいの高血圧の人たち（人数が多いグループ）から最も多く患者が発生する。

うち、400人は、血圧が中くらいのグループの人たちなのです。

つまり、疾患の数で考えると、**リスクの高い少数の人よりも、リスクが中くらいの人数の一番多い人たちが、この地域の脳卒中の大多数を占めている**ことになります。

パブリックヘルスは、病気の予防を考えるのに、どの病気に対しても、このふたつの絵――リスクのカーブと人口の分布〈ベルシェイプ〈鐘形〉の絵〉とを基本に考えます。まず、**ある病気に対して、社会全体を見た時に、まず、人数の多い「病気予備軍」がどこにいるのかを定めます。**そして、**病気のリスクが右肩上がりに上がっていくような場合、いかに、多くの人がリスクの少ないところでとどまっていられるか、つまり山の一番大きなカーブを左側に食い止めていられるか**ということを原点に、働きかけるのです。

では、実際、どうやって働きかけるのでしょうか。

社会全体の健康度を上げるために必要なことは、**人口全体の平均、つまり人数が一番多い山のカーブの大きなところを、よりリスクが低くなる方向に持っていくこと**です。

先ほど説明したように、ルーズベルト大統領ほどリスクが高くなくても、対象者がきわめて多いために、この層が一番患者数として多くなります。そこで社会全体の血圧を低下させることを選択肢として考えるのです。つまり、少ない数のハイリスクの人だけに薬を処方したりしてパブリックヘルスの資源を投下するのではなく、血圧の分布を少しだけでも左側（血圧を下げる方向）に動かす（図５－３上）ため、人口全体に働きかけるようなことをします。例えば、地域全体で宣言する減塩運動などがこれにあたります。これにより社会全体の病気の死亡者数や患者数の低下に大きな効果をもたらせるのです。

このように、**対象の集団全員の健康リスクを少しでも下げる取り組み——これを専門的な用語でポピュレーションアプローチ**と言います。これは、**政策や法律などで社会の仕組みを変えることで、社会全体の人々の健康改善を働きかけます。**減塩運動で言うならば、地域全体に減塩の必要性を訴えるような啓発活動を行ったり、減塩製品の価格を安くして購入しやすくしたりします。

③ハイリスクアプローチの落とし穴

一方で、**リスクが高い人たち一人ひとりに働きかけることをハイリスクアプローチ**と

5−3　ポピュレーションアプローチ、ハイリスクアプローチ

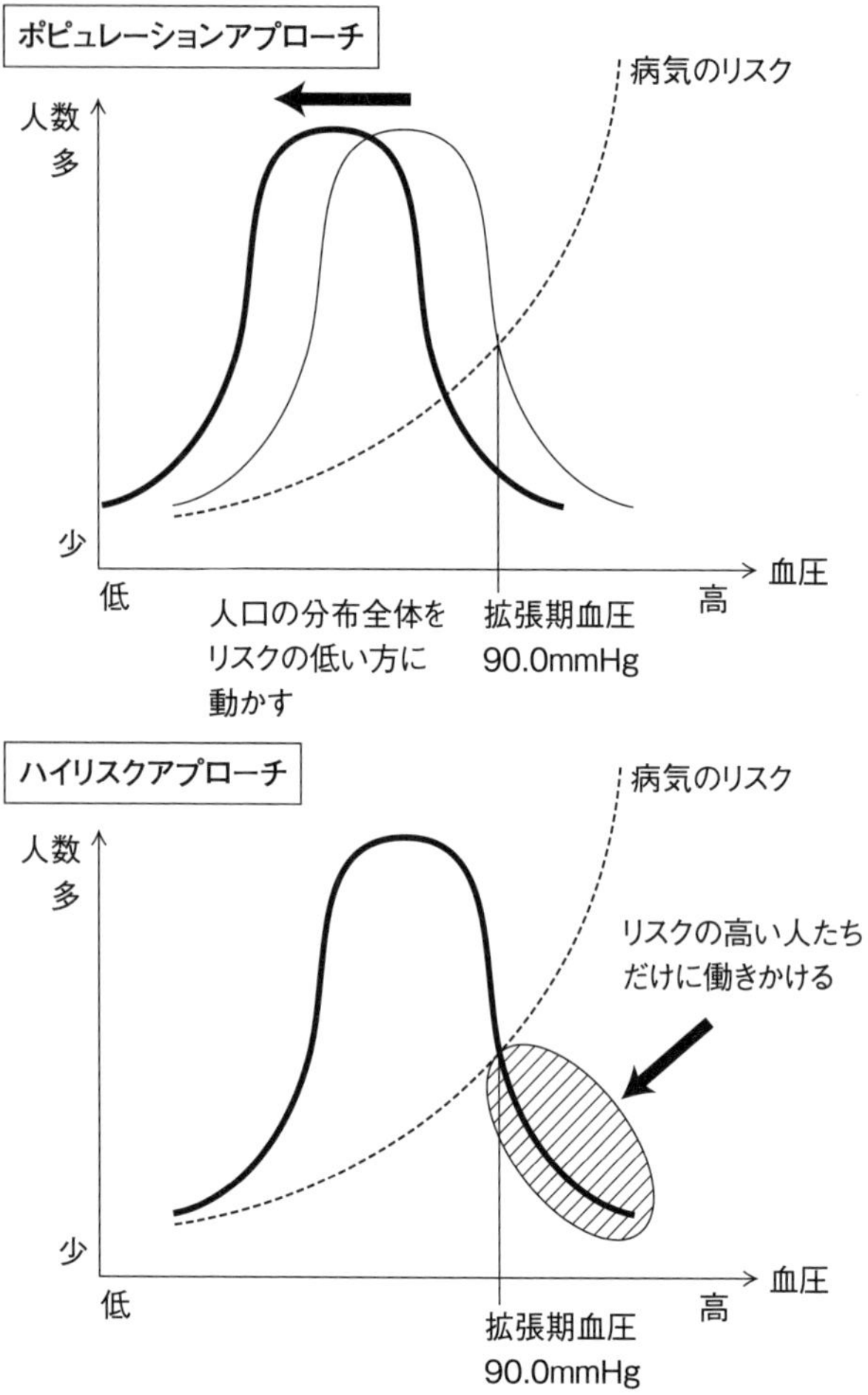

出典/Rose G (1994) *The Strategy of Preventive Medicine*. Oxford University Press.

言います。例えば、高血圧の人たちに栄養指導を行ったり、血圧を下げる薬を処方したりなど、がこれにあたります（図５－３下）。ハイリスクアプローチは、一気に何十㎜Hgも血圧を下げたり、人の命を救ったりなど、**一人ひとりの視点ではインパクトが大きいのですが、社会全体の影響としては、小さい**と言えます。

私は、仕事上、色々な国や自治体の健康づくりのアドバイスをします。しかし、ハイリスクアプローチのみを行って、パブリックヘルスの施策としているところが少なくありません。社会全体の健康を目標にしながら、それだけを施策として行うと、色々な弊害が出てきます。ハイリスクアプローチの陥りがちな罠として、**より大きな効果を出そうとして、〝高リスク〟と判定する基準値を引き下げ、病気の予備軍を「病気」にし、治療を行うことで「対策を行っている」と勘違いしてしまう**ことです。

実際、アメリカの国立心肺血液研究所の高血圧の定義は１９７７年から１９９３年にかけて徐々に引き下げられています。これは高血圧の「患者」を何万人という単位で増やしたことになります。また２００３年には準高血圧というものも定められ、アメリカの人口の約半分が準高血圧か高血圧かに当てはまることになりました。そして、高血圧

5−4　ハイリスクアプローチの陥りがちな罠（例）

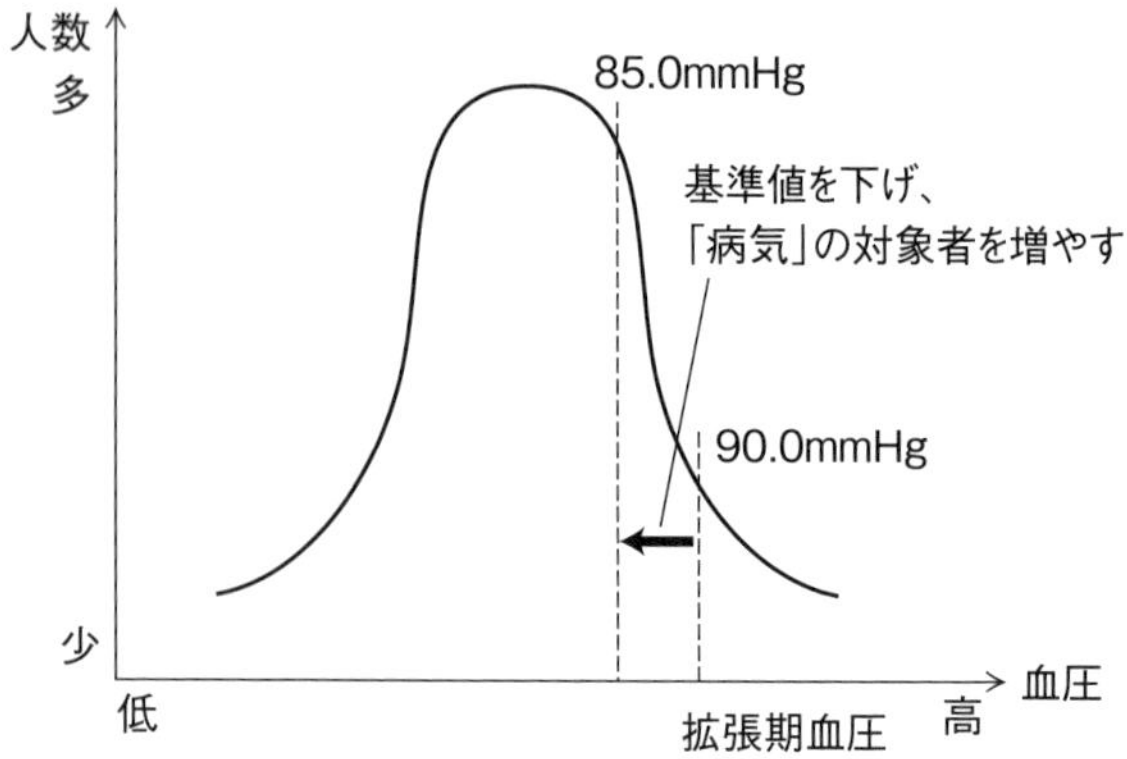

と認定された人には、血圧の薬を処方できることになったのです。

このように、高リスクの判定を下げていけばいくほど「病気」というラベルを貼られる対象者は増えていき、一定水準を超えると爆発的に増加します（図5－4）。それは当然です。なぜなら、**単に「病気」の人を増やしているだけ**だからです。しかし、予防対策にはなっていません。これは、一人ひとりに薬を処方したりなど、**莫大な費用がかかるどころか、マイナスの社会的な影響を生み出す**ことにもつながります。

昨日まで自分は健康だと思っていた人が、高血圧の診断基準変更により、今日からいきなり「あなたは高血圧の患者です」と言われることになります。健康な人に「病気である」または、「病気かもしれない」と問題を指摘することで、自分を病気だと思い込み、健康が悪化する危険性が指摘されています。

実際、ある研究では、職場の人を検査し、高血圧の基準値を超える人を洗い出しました。その中で、半分の人たちには「あなたは高血圧だ」と伝え、もう半分には何も伝えませんでした。すると、伝えた方が様々な体調不良を訴えるようになりました。問題を指摘することで、具合の悪い人を増やす危険もあるのです。

それにもかかわらず、多くの国や地域でこのような対策が行われてしまう背景には、予防対策の効果検証の難しさが関連しています。治療する人の範囲を増やした場合、新たに発生した疾患の患者数を把握することは比較的簡単です。そして、これらのリスクのある人たちに「働きかけ」を行ったと言えば、何か大きなことを成し遂げたような錯覚に陥ってしまう可能性があるためです。

基準値を下げて「治療」する人を増やすことが病気の予防ではありません。また、効果測定に関しても、きちんとパブリックヘルスの専門家と政策担当者が協力し合って施策を行えば、予防の効果を測ることは可能です。資源が有限の中で高リスク群に対象を絞って対策を施す場合、どのレベルまでを治療対象とするのか、何をもって「効果があった」とするのかを見極めることが肝要です。

④ちりも積もれば山となるポピュレーションアプローチ

先ほども話したように、社会全体を対象にした**ポピュレーションアプローチ**は、対象者一人ひとりで見た場合、ごく小さな効果しか出ないことがほとんどです。しかし、**「ちりも積もれば山となる」という言葉通り、小さな変化が社会全体に大きな成果を生み出します。**

例えば、すべてのアメリカ人が、血圧を2㎜Hg下げたらどうなるのでしょうか。2㎜Hgという数字は、血圧の幅を考えると微々たる数字に思えるかもしれません。しかし、国民全体が2㎜Hg下げるだけで、次のような成果が得られるとされています。

・アメリカ全体の高血圧患者を17％削減するのと同じ効果がある
・アメリカ全体の心臓疾患リスクを6％減らすことができる（心臓疾患を約6万700

0件減らせる）

・アメリカ全体の脳卒中のリスクを15％減らすことができる（脳卒中のリスクを約3万4000件減らせる）

・35～64歳のアメリカ人のうち、拡張期の血圧が95㎜Hg以上の人を全員治療しているのと同じ効果が得られる

一人たった2㎜Hg下げるだけで、国全体でこれだけの効果があるのです。**一人ひとりが少し健康的なことをするだけで、国の医療費を大幅に下げることができる**のです。そのような点でもポピュレーションアプローチは非常に有効です。一人ひとりの小さな努力で、社会全体のインパクトを見出すことができるポピュレーションアプローチは、人が社会とつながって生きていることを再確認させてくれるダイナミックな働きかけでもあります。

⑤病気のリスクは相対的なものである

先ほど紹介したように、病気のリスクは連続したゆるやかな曲線上を移動するもので

す。したがって、特に慢性疾患においては、昨日まで元気で今日からいきなり病気になるのではなく、だんだんと病気になったり、回復したりすることは先に指摘した通りです。病気の基準値や指標は、医療判断や政策実行のために便宜上定められたもので、その基準が絶対ではないのです。したがって、ごく一部のルーズベルト大統領のようなリスクの高い人たちだけに集中して対策をとれば、問題が解決するというわけではありません。

このことをわかりやすく表したのが図5－5です。これはコレステロール値ごとの人口分布を日本とフィンランドで比較したものです。日本人からすれば、フィンランド人の半分以上は高いコレステロール値を記録していることがわかります。フィンランドで平均的な人であっても、日本に移住すればすぐ治療を求められるかもしれません。実際にフィンランドは世界で最も心臓疾患の患者が多い地域となっています。そしてこのような地域に有効な予防策を考えた時、平均以上の人に個別治療を施すことがあまり効果的でないことが想像できます。全員が相当なリスクを背負っているため、一人ひとりに治療を開始してしまうと、莫大なコストや弊害が起こる可能性があります。そのような

5―5　日本とフィンランドの血清コレステロール値人口分布比較

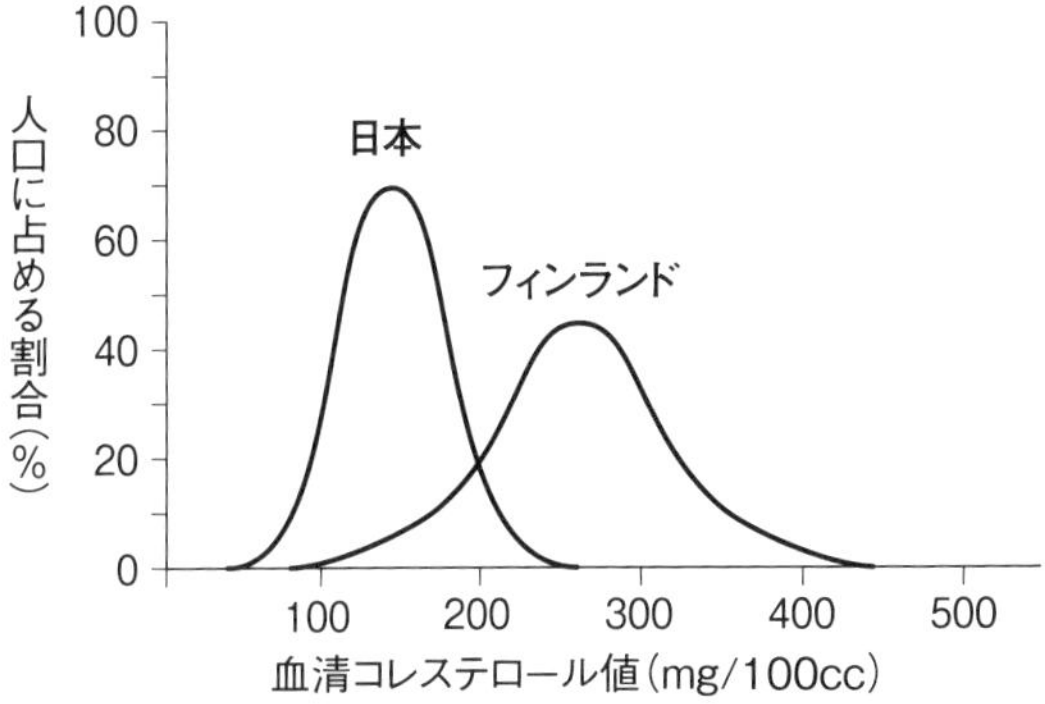

出典/Rose G (1994) *The Strategy of Preventive Medicine.* Oxford University Press.

状況の中で、フィンランドで必要とされるのは人口全体を健康的な方向に持っていくような施策なのです。

医療の指標は科学的に決められたもので、白黒はっきりしたものだと思われがちですが、実際はそうではありません。**相対的にリスクが高い人と低い人がいるだけで、絶対的に安全な数値などはない**のです。だからこそ、異常な検査値が出たことを個人の責任にしたり、そのような人たちだけに着目したりするのではなく、社会全体で健康改善とリスクを減らすことを図っていくべきなのです。

虫歯予防のため水道水にフッ素を入れることも

それでは、ポピュレーションアプローチには具体的にどのようなものがあるのか、紹介していきましょう。よく行われているのは、次の3つです。

①市民への啓発活動

例えばアメリカでは、1990年に食品の栄養分の表示を開示しました。他にも、現在、アメリカでは、たばこの箱に写真や図などを使って注意喚起するような取り組みがなされようとしています。また、これ以外にも、テレビコマーシャルや、新聞、ラジオ、インターネットなどを使った市民への疾患の情報提供や健康的な生活の啓発活動は、日本でもよく行われているでしょう。啓発活動は、市民とコミュニケーションをとる大切な活動です。ただ、きちんとした評価が行われない場合、お金の無駄遣いになってしまうこともあります。また、科学的な見地を入れずに行った場合、禁煙キャンペーンで喫煙者を増やしたり、薬物防止キャンペーンで薬物に興味を持つ若者を増やしたりという例も報告されています。パブリックヘルスの専門家を交えて科学的な根拠を元に啓発活動を行う必要があります。

②体に悪いものをやめ、健康的な生活習慣になることにインセンティブを与える

例えば体に悪いものに課税をし、健康的な商品やサービスをより買いやすくするために、政府が補助金を出すこともできます。若者の糖分摂取量増加の原因とされている炭酸飲料に課税をして、より健康的な食事に助成を行う政策の実施が議論されている自治体もあります。このような施策を通じて、より健康的な食習慣を促進できるかもしれません。

③法律や制度などで規制する

たばこやジャンクフードの広告を規制したり、ニューヨーク市の例のように、大容量の炭酸飲料の販売を禁止する施策がこれにあたります。また、シートベルトの装着を法律で定めたり、高速道路のスピード制限をしたりというのも、ポピュレーションアプローチです。

例えば、ニューヨーク市では２００７年にトランス脂肪酸を含む植物油のレストランでの使用を禁止しました。トランス脂肪酸は悪玉コレステロールの増加、ひいては心臓疾患の原因のひとつとされています。これを禁止することで、ニューヨーク市民の健康

の改善になるかどうか調べました。その後の検証の結果、食生活の改善が報告されています。2012年の調査によれば、レストランの1人前あたりのトランス脂肪酸の量は3gから0・5gに減りました。また、0・5g以下のメニューの率が規制前の32%から59%に上昇しました。これがどこまで市民の健康に効果をもたらすかは、今後の調査を通じて明らかにされることでしょう。

パブリックヘルスができる予防施策はこれだけではありません。ここでいくつか面白い取り組みを紹介します。

・水道水にフッ素を入れる

アメリカの多くの水道水にはフッ素が入れられています。これはフッ素に覆われた歯は虫歯になりにくいという研究結果から実施されるようになったものです。地域全体の人が毎日使うインフラに、フッ素を入れることで社会全体の健康に働きかけ、市民の虫歯予防をすることができます。

・塩のヨード化

アメリカやブラジルでは、塩をヨード化することでヨウ化ナトリウムの摂取を促進し、ヨード欠乏症を予防することが行われています。ヨード欠乏症は風土病とも言われ、ヨウ素の欠乏によって主に甲状腺に障害が出る病気です。

・パンに使われている塩分を減らす

ニュージーランドでは、国民の塩分摂取量を減らすために、主食であるパンのメーカーと心臓の研究を行う財団が協力し合って、パンに含まれる塩の量を減らしました。結果、ひとつのパン製品１００ｇにつき50～１５０㎎の塩分を何度かに分けて減らしました。これは、国民全体で換算すると、１年間で60トンもの塩の摂取が減ったことになります。特に、安いパンに塩が多く含まれていたので、健康格差を是正する上でも、この取り組みは非常に意義あるものです。

このように、社会全体に対するアプローチは、方法によって、色々な可能性を秘めていることがわかります。**ポピュレーションアプローチは、文字通り社会全体に対して働きかけるので、政府や自治体だけでなく、企業や研究機関との協働が大切**です。

今まで、パブリックヘルスの問題解決の方法として、ポピュレーションアプローチとハイリスクアプローチの違いを中心に紹介してきました。しかし、最後に、私はポピュレーションアプローチのみを推奨したいわけではないことを強調しておきたいと思います。リスクが高い人を対象としたハイリスクアプローチと社会全体に対するポピュレーションアプローチは、どちらか一方を行えばよいというものではなく、両方がもう一方を補う関係にあります。ですので、ふたつをうまく組み合わせて働きかけをする必要があります。

個人の少しの努力が社会全体をよい方向に導く

最後に、社会全体への健康対策を推し進めることで、健康格差を助長する危険があることも忘れてはなりません。大規模なキャンペーンを行った場合、すでに意識が高い人や、何らかの予防を行っている人がその情報に一番敏感なため、メッセージが届きやすいのです。一方、本来一番行動を変えてほしい高リスク層は、情報への関心度が低いために情報が届きにくく、行動も変わりにくくなります。すると、もともとリスクが低い人がより低くなり、高リスク層に対する影響はほとんどないということも起こり得ます。このような場合、健康格差を広げてしまう可能性も否定できません。

これは、社会全体への対策を教育や啓発活動だけに頼った時に起こりやすくなります。ですから、**法律や制度による禁煙対策や、水道水にフッ素を混ぜるなど、社会インフラにも介入するような形で施策を実施することはとても大切です。そこに住むすべての人が、生活習慣に自然と取り入れられる形で対策を実施することも、特に健康格差を縮めるために重要**なのです。

ポピュレーションアプローチとハイリスクアプローチの考え方は、現在社会が抱える多くの健康問題に当てはめることができます。高血圧や高コレステロール、肥満、糖尿病、たばこ、運動不足など、慢性疾患の多くの原因となるものから、交通事故、ドメスティックバイオレンス、骨粗しょう症、ギャンブル依存症なども含まれます。前にも書いた通り、その病気や健康問題における人口の分布やリスクの状態がどうなっているのかということで判断します。しかし、一部、当てはまらない問題も存在します。疑問に思うことがあれば、ぜひパブリックヘルスの専門家に聞いてみてください。

社会全体の健康対策を推し進める際には、費用や疾患の特性、タイミングなど様々な要素を考える必要があります。私が強調したいことは、**みなさんの健康は私たち一人ひ**

とりの手にかかっているということです。誰かに任せきりでは健康な社会をつくることはできません。一人ひとりが、小さな努力をすることで、社会全体が健康になるのです。ポピュレーションアプローチは、〝上流の原因〟に働きかけ、社会全体の健康を守るための、とても有効な手段です。しかし、多くの国や自治体で、患者や、リスクの高い人だけを対象にするハイリスクアプローチのみの施策が行われています。本当にそれが地域全体の健康を達成するために一番有効な方法なのか、確かめる必要があります。

　ポピュレーションアプローチによって個人の少しの努力が、社会全体をよい方向に動かし、その国の医療費などを減らすことができるのです。努力の成果は必ず個人にも返ってきます。目に見えないので感じるのは難しいかもしれませんが、ポピュレーションアプローチの肝はそこにあります。パブリックヘルスの担当者や専門家は、このように、常に社会全体を見渡す鳥の目のような視点を持っている必要があるのです。

　これまでの「〇〇キャンペーン」にとらわれない、幅広い発想に基づいた施策が実施されることを期待します。そして、パブリックヘルスの力や専門知識が必要な時は、我々のチームに、気軽に声をかけてもらえればと思います。

第6章

果たして、人の行動は変わるのか

私の肥満原因を告白します

先日、ハーバードの学生新聞が教授たちの「秘密」について記事を書くとのことで、インタビューを受けました。私の秘密は、博士課程の学生だった頃、体重が84キロ、首回りが44・5センチ以上もあったことです（身長は178cmです）‼　パブリックヘルスを教えている私が、太っていたことが衝撃らしく学生たちの間で噂になっています。

これには、深い理由がありまして、ちょうどその頃、妻が第一子を妊娠していました。妊娠中というのは、人にもよりますが、お腹がすくようで、妻と一緒に私も何でも食べていたのです。実際、妻が妊娠すると夫が太るという研究結果がありますが、まさに人とのつながりが健康に与える素晴らしい（！）例だと思います。

しかも、私が太ったことは、川の上流の原因が人の行動や健康に影響を与えるメカニズムをよく表しています。私の場合、一番大きな上流の原因は「仕事」でした。研究者は、特にアメリカではいったん教授になってしまえば、自分の時間をかなり自由に使えます。教授になると定年がなく、契約更新の必要もないので、将来のこともあまり心配する必要がありません。特にハーバードでは、日々の時間の多くは、自分でスケジュールを決められます。ですので、私は毎朝、犬の散歩に行き、必要があれば午前10時以降に学校に行き、面会や授業などをこなします。家で作業をすることも可能です。こんなふうに書くと、「なんて楽な仕事なんだ！」と思われるかもしれません。

しかし、教授になるまでは非常にストレスのたまる道のりです。私が太ったのは、ポスドク（博士後研究員）と呼ばれる博士課程修了後の、研究者としての下積みの時代で、収入も多くありません。そのような環境と妻の妊娠が重なりました。ストレスのある生活をしていると、人はジャンクフードを食べたくなります。私もついつい大好きなフライドポテトに手が伸びます。さらに、いい論文を書いて少しでも早く大学の仕事を得られるよう、運動する時間も惜しんで論文を書くだけの毎日が続きました。結果的に、妻のお腹が大きくなるにつれ、私の体も見る見る大きくなっていったのです。

そんな私を見て、あるパブリックヘルスの研究者が、私がやせられないのは「たった30分の運動時間すら確保できないあなた自身に問題がある」と言いました。このコメントこそが、社会に存在する「上流」の原因に対する理解の少なさを表しています。パブリックヘルスの専門家ですら、太った原因のすべてを私自身の責任にしてしまうのです。

実際、この生活が一変し、大学の正規の仕事に就くと、私の体はもとに戻っていきました。極度の不安から解放され、次第に人間らしい生活ができるようになったのです。収入が安定し、ストレスも減りました。その結果、体にいいものを食べ、運動する時間もできました。**自分を取り巻く社会的な環境が変わることで、自分の行動が変わり、さらにそれが健康に影響を与える**ことを体験しました。

私に苦言を呈した仲間のように、パブリックヘルスや医療業界の人たちが犯しがちな間違いは、「その人の行動が変わらないのは、その人の意志が弱いから」とか、「その人が怠惰だから」と言って、個人を責めることです。しかし、この本でも紹介してきたように、体に悪い食べ物をやめられなかったり、運動できないのは、そのような環境、つまり上流の原因が大きいのです。私たちは、**個人に健康的な行動をとってもらうために、このような上流の原因に目を向け、社会の仕組みを変えていく必要がある**のです。

これまでの章では、健康的な行動をとりにくくしている原因と、それを解消する仕組みづくりに関して解説してきました。例えば、人々が町で運動しやすいように、地域の治安をよくするなどです。これは、ポピュレーションアプローチです。しかし、実はそれだけではまだ完璧ではありません。環境を整えただけで、すべての人が望ましい行動をとるとは限りません。個人がより健康的な行動をとってくれるような仕掛けをつくらなければなりません。

その仕掛けづくりの肝が、行動経済学です。行動経済学は、社会経済的状況などにかかわらずどんな人でも無意識に健康的な行動や習慣を身につけられる方法を編み出しています。ですのでパブリックヘルスが目指す社会をつくるのに、ぴったりなのです。

何を食べるかよりも、どう食べるか——アメリカ人の健康が改善しない理由

アメリカ人の健康状態がよくないことは、この本でも数多く紹介してきました。しかし、アメリカ人ほど健康意識が高い国民はいないと感じています。健康によいとなれば、瞬く間に商品が売れます。スーパーでは、健康食品やサプリメント、健康器具・雑誌が並んでいます。これほど「健康」がビジネスになっている国はありません。

また、アメリカ人は「食事＝栄養素」と考える傾向があります。ある調査では、アメリカ人は、パンと言えば炭水化物、アイスクリームと言えば糖分を連想しました。「お

いしい」や「甘い」など味覚に対する連想をするフランス人とは対照的です。私は食事の栄養素のみに注意を払うことに、違和感を覚えています。摂取する栄養は大切ですが、より大きな影響を与える因子を見落とす可能性があるからです。食事の量とバランス、そして回数がとても重要なのです。食生活に関する調査票は栄養素を特定するには優れているものの、量や食事回数を無視していることがほとんどです。食事の量は、私たちが想像する以上に影響が大きいのです。行動経済学者、ブライアン・ワンシンク氏は『そのひとクチがブタのもと』(集英社)(原題『Mindless Eating』)という著書の中で、このことを語っています。

彼は研究の一環で、人が何によって食べる量を決めるかを調査しました。アメリカ人とフランス人の学生に、何をきっかけに十分食べたと判断するかを聞いたのです。その結果、フランス人の学生は「満腹と感じはじめた時」や「おいしいと感じなくなった時」といった、体の内部からの信号で判断する人が多い傾向がありました。一方、アメリカ人は出されたものがなくなったら」「テレビ番組が終わったら」など外部からの刺激によって食べ終えるかどうかを決定することがわかりました。これでは、必要以上に食べてもその事実に本人が気づいていないことも多いでしょう。

また、食事の量に関して、アメリカは日本から学ぶべき点がたくさんあります。日本には、もともと、カロリー摂取量を減らすような食文化が根づいています。例えば、日本の食器は、アメリカの食器よりもかなり小さいものです。また、ポテトチップスなどの日本の「一袋」のお菓子の量も、アメリカのものより断然少ないです。さらに、私は日本のキャンディーに驚きました。大きな袋の中にいくつものあめ玉が入っていますが、一つひとつ包装されています。アメリカのように、あめ玉をわしづかみで口の中にいくつも放り込めません。日本人は、習うことなく、本能的に行動経済学の考え方を培ってきたのだと思います。これは、本当に驚くべきことです!!

このように、**アメリカ人の健康状態が悪いのは、食事内容――「何を食べるか」ではなく、量や頻度など、「どのように食べるか」が原因ではないか**と考えています。

民間企業の涙ぐましい努力と成果

これまで私は「なぜアメリカ人は健康意識が高いにもかかわらず、健康状態がよくないのか？」という問いを投げかけてきました。これはパブリックヘルスの専門家のみならず、人々の健康に携わるすべての人が考えている問いだと思います。また、日本においても、状況は同じだと思います。健康に対する高い意識を持ち合わせていながら、なぜ生活習慣病を減らせないのでしょうか？

しかし、私はこの問いの立て方が間違っていると思うようになりました。すなわち、これは健康意識が成果に結びついていないととらえるのではなく、民間企業の涙ぐましい努力の成果だと考えるようになったのです。一部の**食品メーカー、たばこ会社、広告会社などは緻密なマーケティングやプロモーション戦略により、商品を売ることで、人々を太らせたり、たばこを吸わせることに成功している**のです。私たちは彼らの成功に学び、健康によい行動を促すのに活用すべきではないでしょうか。

民間企業の手法を学ぶ前に、まずパブリックヘルスの失敗を振り返ってみます。よりよい健康につながるはずの行動変容は、なぜいつも失敗に終わるのでしょうか？

この問題について、私は長年考えてきました。大きな3つの理由を説明します。

ひとつ目は、**行動変容のきっかけとなる取り組みが、個人の思考や心理を重んじすぎ**

ているためです。個人がすべてのことを意思決定していると思い込むあまり、社会全体を見渡すことや他人からの影響に無関心すぎるのです。人々の意思決定の源になっているところはどこなのか、家族や友人、職場や学校での影響や、スーパーや公園へのアクセスなどの環境における要因についてもっと注目するべきだと考えます。

ふたつ目は、**不健康な生活習慣を促す可能性のある民間企業の存在を考えていない**ためです。例えば私たちは人々に、運動をし、たばこをやめ、健康的な食生活をするよう長年働きかけてきました。しかし、反対に、たばこやジャンクフードなどの企業は広告を通じて必死に正反対のメッセージを発信してきます。これがパブリックヘルスにとっては大きな脅威です。私たちよりも民間企業の方が、資金面でもマーケティング等の知識においても、圧倒的に大きな影響力を持っているためです。

3つ目は、私たちが、みなさんの行動を変えていこうとする際に使う、**伝統的で学術的な理論に残念ながら限界がある**ためです。パブリックヘルスでは、人々の行動を変える取り組みを設計する際に使ういくつかの理論があります。行動科学理論と呼ばれているもので、研究者は、これらの理論をもとに、ある健康的な行動（例えば禁煙）をしてもらうために、どういったメッセージをどのように伝えたらよいか、考えるのです。

伝統的な理論の多くは、「人々は、常に理にかなった行動をとり、計画的である」という考えに基づいています。つまり、正しいことを言えば、人々は理解してくれ、その通り行動してくれると考えているのです。ですから、病気のリスクや予防の大切さがわかれば、人は健康的な行動をとるようになると考えています。そのために、多くのパブリックヘルスの啓発活動において、たばこをやめることが健康にいかに重要かといったことや、がんが増えているので検診を受けるべきだということなどに焦点を絞って普及活動を行ってきました。しかし、果たしてそれは正しかったのでしょうか？

「健康によくないとわかっているのに」やめられない理由

「健康によいとわかっているのに」できない、「健康に悪いのに」やめられない経験は、誰もがあると思います。理にかなっていて、重要性がわかっていても、実際に行動をとるのは、とても難しいことです。実際、私たちの日常を振り返った時、習慣やその場の勢いでとった行動の方が多いのではないでしょうか？　人の行動は、論理立てて行われるという理論に頼ってしまうには、やや無理があるのです。

もちろんこれらの理論が当てはまる状況もあります。実際、社会経済的状況のよい人々――十分に教育を受けた人や所得の高い人にはよく効きます。しかし、我々の対象は、そういった人たちだけではありません。逆に、社会経済的状況のよい人々のみが健康になる場合は、健康格差を広げる危険性もあります。

また、多くの伝統的な行動理論においては、人は、何かしらの行動をとる前に、「その行動をしよう」という明確な意図が形成されることを前提にしています。

例えば、若者が喫煙する過程を考えた時、多くの場合、ずっと前から吸いたいと思っていたり、吸う計画を立てていたとは思えません。様々な研究が明らかにしているように、友人が吸っている中で「たまたま」吸ったことがきっかけとなり、無意識のうちに繰り返し吸うようになった人がほとんどだと思います。そうなると、伝統的なパブリックヘルスの理論では、人の行動を説明するのに太刀打ちできなくなってしまうのです。

そのような、意図通りに人が行動しない理由を研究する分野、それが行動経済学です。

行動経済学は１９８０年代に経済学に大きなインパクトを与え、面白い研究結果を次々と発表しています。2002年にノーベル経済学賞をとった、心理学者でもあるダニエル・カーネマン氏らが発展させました。それまでの経済学は、現実とそぐわないことがよくありました。人間は頭で考えて行動する生き物という前提に立っており、論理的でない、直感的な行動を予測するのに無理があったからです。この矛盾を指摘することにより行動経済学は発展。カーネマン氏のノーベル賞受賞につながりました。

行動経済学では人の意思決定の過程には、ふたつの機能が共存すると考えます。その機能とは、「システム1」と「システム2」と呼ばれます。**「システム1」は、直感に近い判断や感情的な判断を司ります。**感情に基づいて、考える間もなく、瞬時の判断がなされるところです。一方**「システム2」は、理にかなった合理的な判断をします。**伝統的な行動科学の理論が説明するように、**論理的思考に基づいた判断がされる**ところです。

なぜこのふたつが、パブリックヘルスの取り組みを考える上で重要なのでしょうか。

人々は直感に近い思考プロセスで行動している

健康改善のための取り組みは、そのほとんどが「システム2」、つまり、人は理にかなった行動をする前提でつくられました。なぜならパブリックヘルスで使う行動科学理論のほとんどが、人々は事前に考えてから行動や判断をすると考えているためです。

例えば、健康信念モデル（Health Belief Model）と呼ばれる行動理論では、禁煙を促すためには、喫煙のリスクを訴えることが大切だと説きます。喫煙が色々な病気を引き起こすことがわかれば、たばこをやめるという前提に立っています。人間は「きちんと考えて行動する」とする「システム２」の考え方の典型です。

しかし、時に私たちの競合となる民間企業の広告戦略は、どれも直感的で感情的な「システム１」に基づいて設計されています。まるで別の世界に住んでいるようです。感情に強く訴えかけることで、私たちに「考える」余裕を持たせず、**感情的に、発作的に、自分たちの商品やサービスを選ばせようとしているの**です。その結果、知らないうちに不健康なものを手にとってしまいます。思考の近道を有効活用していると言えます。

ワクワクするものが食べたい！

例えば、アメリカのある有名なレストランチェーンはその名前からも人々の感情に訴えかけています。アメリカでT.G.I.Friday'sと言えば、誰もが知っているレストランです。T.G.I.Friday'sは「Thank God It's Friday!」を略したものです。訳すと、「神様ありがとう！　今日は待ちに待った金曜日！」といった感じでしょうか。金曜日＝ワクワクする、嬉しいという感情に直接訴えかける方法で、レストランに行きたくなる感情をわきやすくしているわけです。きっと「Thank God It's Monday!（神様ありがとう！今日は月曜日！）」では、このレストランは流行らなかったでしょう。

T.G.I.F.で有名なのは「泥のコップ（Cup of dirt）」というデザートです。「泥のコップ」はチョコレート・プディングに、オレオクッキーを砕いてまぶし、ミミズのような形をしたグミを泳がしてあります。これはいわば「脂肪と砂糖に、砂糖を、さらに砂糖をつけたもの」になります。

子どもをT.G.I.F.に連れていくと、彼らは自然と泥遊びを連想し、楽しさと食事を連想するようになります。低い栄養価にかかわらず、楽しさを求めて子どもたちはとにかく「泥のコップ」を注文するようになるわけです。

メニューに野菜が写っているとヘルシーに見えてしまう

次に紹介したい例はイメージのお話です。レストランのメニューの写真には、必ずと言っていいほど緑の野菜が写っていることに気づいたことはありますか？　山盛りのフライドポテトに添えられたほんの少しのパセリや、大盛りの焼き肉セットについている1～2枚のレタスなど、何かしら緑の野菜が写り込んでいるのです。これは、単に彩りをよくするためではありません。感情に直接訴えかける戦略のひとつなのです。

アレクサンダー・チューナフというノースウェスタン大学の教授がいます。彼の研究によると、**健康によい緑の野菜を置くと、消費者は全体のカロリー量を低く見積もることがわかっています。**これを「ハロー効果（Halo effect）」と呼びます。日本語だと、英語の「こんにちは（Hello）」を意味するハローと発音が一緒ですが、ここでの「ハロー（Halo）」は天使の頭の上にある輪のことです。誰かの頭の上にこの輪が載っているだけで、実際には大したことがなくても、素晴らしい人だと思うことを皮肉っています。つまり、パセリを一切れ添えるだけで、高カロリーな食べ物がとたんに健康的に見えてしまうことを表しています。その結果、カロリーを気にしている人でも、つい手を出してしまうのです。パセリやレタスはほんの少しでも重要な役割を果たしているのです。なぜこのようなことが起こるのでしょうか。

理性は感情に勝てない

これは先ほどの感情を司る「システム1」と、考えることを重視する「システム2」に関連しています。「システム2」はこの食事が健康を害することを認識するので、「食べない方がいい」と訴えます。一方で、感情重視の「システム1」は「とにかく食べたい！」と勧めるわけです。思考と感情の衝突が起こります。どちらが勝つかは、その人がカロリー摂取量を推定する能力に影響されます。

そこでチューナフ教授は実験を行いました。実験の参加者1000人に対してハンバーガーのみの写真と、同じハンバーガーの横に小さく切ったセロリが3本添えられている写真とをランダムに提示し、それぞれの総合カロリー数を推測してもらいました。この結果、ハンバーガーのみだと700キロカロリー程度と予測していた人たちが、セロリが一緒に入っている写真を見ると、平均で100キロカロリー以上低く見積もっていました。しかも、一般の人よりもダイエット中の人の方が、セロリが入ることで大きく影響を受けていました。ダイエット中の人はハンバーガー単独の場合は「食べてはいけない！」と自己防衛本能が働いて多めに見積もる傾向が強いのですが、セロリが入ると感情がより強く働いて、カロリーを低く見積もる傾向があったのです。

ですから、今後レストランで「ほんの少しの緑の野菜」を目にした時は、なぜあえて緑の野菜をおいているのかが推測できるはずです。

理性が感情に負ける現象が起こることは、私自身も身に覚えがあります。

人々がストレスを感じている時は、要注意で、塩分と脂肪、もしくは砂糖と脂肪の組み合わせが食べたくなります。この時、塩分だけ、糖分だけではなく、脂肪と一緒にとりたくなることがポイントです。砂糖や塩に油分を加えるだけで、我慢できなくなってしまうのです。

だからこそ、アメリカには「コンフォート・フード（心地よい食べ物）」というものがあります。これはストレスを癒やすために提供される、昔ながらの、多くの場合、塩分や糖分と脂肪が高めの食事のことを指します。

そして私にとっての「コンフォート・フード」はフライドポテトです。

仕事柄、よく飛行機に乗って出張をします。しかし、私は飛行機に乗るのが苦手です。予定通りに乗り継ぎができるか、荷物は届くかなど心配してしまい、ストレスがたまります。そんな時ボストンのローガン空港のいつも使うターミナルにあるハンバーガー店から漂う脂っこい匂いに我慢ができず、注文してしまうのです。

民間企業の手法から学ぶ

最近の研究によって、パブリックヘルスの分野でも感情の「システム1」と思考の「システム2」、それぞれの特徴について解明が進んでいます。

思考重視の「システム2」は意識的に行動の様々な評価を行うもので、脳の前頭前皮質という場所が司っています。行動の結果の重さを判断して結論を見出します。一方で、感情重視の「システム1」には確率や重さ、正確さは全く関係なく、結果のわかりやすさが重要とされています。より具体的なイメージが描けるほど、「システム1」を選択しがちです。ですので、「おいしい！」とか「ワクワクする！」といった気持ちから楽しいイメージが強くわくと、自動的に「システム１」が勝つのです。

このような戦略にたけている民間企業が何をしているかを考察すれば、一目瞭然です。たばこの広告を思い出してみてください。今は、日本では広告規制が行われていますが、よく使われる手法としては、男性向けのたばこの場合、ワイルドな白人男性が登場し、「たばこを吸うことは、カッコいい」というイメージを植え付けます。女性向けの製品であれば、白人の可愛らしい女性がピンク色のイメージで登場する広告もありました。たばこを吸うことがプラスの感情に直結するように、鮮明なイメージを植え付ける戦略がとられています。これらは感情を司る「システム１」に大きく影響します。

一方、パブリックヘルスの専門家がこれまで行ってきたことを振り返ると、例えばたばこであれば、小さな字で箱の下に注意喚起しています。メッセージを見ると、「たばこを吸うと病気になります」と書いてあります。これは、まさしく思考重視の「システム２」に対してのみ働きかけをしているのです。「たばこが肺がんを起こす可能性がある」というメッセージを理解し、禁煙するには、頭で考える「システム２」を使わなければなりません。これではどちらが勝つかは、明白です。

このような事態を受けて、アメリカでは法改正が行われようとしています。まず、たばこ容器の半分以上をもって注意喚起をしなければならなくなりました。また、これにともなって、絵や写真を使ってたばこの危険性をわかりやすく消費者に訴えることができるようになりました。

FDA（アメリカ食品医薬品局）はこれを大いに活用しようとしていたのですが、2013年7月10日現在、裁判所から差し止めを受けています。たばこ推進派が、販売を阻害することに対して訴訟を起こしたのですが、その判決理由は非常に興味深いものでした。裁判官は、国の役割は「情報を提供し、国民の認識を喚起すること」であり、「感情に訴えることではない」としたのです。そして、消費者に絵や写真で訴える（感情的に訴える）ことは、違憲であるという判決を下したのです。

これがまさに先ほどから私が訴えていることです。正しい情報を提供し、論理的に人々を説得しても、効果がないのです。あったとしても、「システム2」を多く使うと十分に教育を受けた人々にしか効果がない可能性があります。人の行動を変えるためには、感情に訴えかけることが必要なのです。文字だけのラベルでは、禁煙に対する効果はほとんどないと危惧しています。

行動経済学からのヒント

私は、これまでパブリックヘルスが行ってきた様々な働きかけをやめようと言っているわけではありません。これらの有効性は証明されており、有効だと感じます。しかし、まだまだ私たちがやっていないこと、つまりこれからできることがたくさんあることを訴えたいのです。パブリックヘルスの分野に行動経済学を用いることで、より健康的な食習慣・生活習慣への行動変容をより効率よくもたらすことができるはずです。

また、これまでのアプローチがマイナスの影響を与えていることも示唆されています。例えばアメリカでチョコレート・バー（チョコレートで覆われた棒状のお菓子）の代わりに健康的なプロテイン・バー（大豆たんぱくを原料とした棒状のお菓子）が流行した時期がありました。プロテイン・バーには、もちろんチョコレートはついていません。これを使って心理学者が実験を行いました。被験者におやつバーを食べてもらい、その味を評価してもらったのです。この時、チョコレート・バーをプロテイン・バーの包装に入れて、被験者がどのようにそれを評価するのかを観察したのです。

その結果、全く同じバーであるにもかかわらず、プロテイン・バーと書かれた方を「おいしくない」と評価しました。ですから、**健康的なものは体にいい分「まずい」というイメージが根づいている**のです。

というイかにも健康的というラベルをつけず、健康的な商品を売るなら、大豆たんぱくや低脂肪といういかにも健康的というラベルをつけず、違う訴求の仕方を考えないといけません。

この現象はこれ以外の実験でも確かめられています。子どもにとっては、りんごもマクドナルドのハッピーセットの袋から取り出したものであれば格段においしく感じることが証明されています。楽しそうな雰囲気だったり、アニメのキャラクターが出てくる袋に入っている野菜は、おいしく感じるのです。

このような学びに基づいた、新しい動きもあります。2010年に、あるベビーキャロット（にんじんの一種で形の小さいもの）の販売者は、ベビーキャロットの包装を切り替えました。子どもがおいしい、楽しいと感じるポテトチップスに見えるようにしたのです。これは行政によるものではなく、売り上げを確保する必要のある民間企業による取り組みであることがミソです。公衆衛生政策の経験が長い人であれば、栄養分を表示したりなど、どれだけ体によいかを訴える方法を考えたに違いありません。ベビーキャロットの売り上げにその会社の存続や社員の生活がかかっているからこそ、なりふり構わず、一番売れているお菓子の類似商品として出せたのだと思います。

ちなみに、私の学生が子どもと一緒にアメリカの有名なアニメ・キャラクターがついたトマトを買い、食卓に出したところ、野菜嫌いで手をつけなかった息子が全部平らげたそうです。これは大事なことを示唆していると思えてなりません。

行動経済学は問題を完全に解決する処方箋にはなり得ませんが、同じ取り組み、同じ資源をより効果的に活用するのには役立つ重要な視点だと思います。これからのパブリックヘルスの働きかけは、このような人間の特性を十分考えて行われる必要があります。

社会の仕組みを変え、人の行動を変える――健康格差をなくすためにできること

健康格差をなくすために、私たちがするべきことは何でしょうか?

その前に、健康的な生活を送るために私たちが個人でできることについては様々な書籍や情報があり、メディアでも発信されています。次のようなことを聞きます。

①喫煙しない。もししていたらやめる。やめられないなら、たばこの本数を減らす。
②バランスのとれた食生活にする。
③運動を活発にする。
④ストレスをコントロールする。

これらに異論はありませんし、すべて数多くの研究に裏打ちされているものとなっています。もし誰かがこれらの習慣をすべて取り入れることができたのならば、元気に長生きをすることでしょう。このように具体的でわかりやすい、生活の中で取り組める項目に落とし込み、国民に知らせることは私たちができることのひとつです。

しかし、私たちは社会疫学、つまり、パブリックヘルスの観点から健康になるための検討や研究を重ねてきました。その観点から導き出される、健康を守るためのポイントをまとめると、次のようになるのではないでしょうか？

①貧困にならない。もし貧困ならばその状況を脱する。すぐに抜け出せないのであれば、できる限りその期間を短くする。
②貧困な親に生まれない。自分だけでなく、次の世代にも影響する可能性がある。

③自分の所得にかかわらず健康に影響を及ぼすような、貧困地域に住まない。
④仕事を失わない。無職にならない。
⑤車を持つようにする。台風の被害に遭いやすい地域では特に車は重要。

このようなとんでもない項目が導き出されてしまうかもしれません！　これらのアプローチはすべて間違っています！　しかし、実際、パブリックヘルスの考え方を話すと、多くの人がこのように誤解してしまうのです。

社会全体として貧困や失業などが健康に悪影響を及ぼすという傾向があっても、それを個に当てはめるべきではないのです。なぜなら、**パブリックヘルスが対象にするのは、社会全体で、その責任を個人に求めることではない**からです。

例えば、肥満になるのは、住んでいるところに多くのファストフード店があるからかもしれません。家の周りに運動できる場所がなく、経済的にもジムに通う余裕がないのかもしれません。もしくは、栄養のある食事をつくるための知識がないのかもしれません。また、禁煙できないのは、仕事でのストレスが多く、同僚もたばこを吸う人が多いから吸ってしまうのかもしれません。若い頃、たばこを吸うことに憧れがあったのかもしれません。ニコチン依存症かもしれないという自覚がないのかもしれません。

このように、個人がなぜそのような行動をとるのかについて、一定の傾向がわかった時に、上流の理由を考え、検証し、彼らがダイエットをしたり、禁煙しやすくなるような社会をつくっていくのが、パブリックヘルスなのです。

もちろん、個人の行動変容はとても大切です。しかし、個人ができることは限られています。パブリックヘルスでは、まず**社会全体をよりよくするための仕組みをつくり、一人ひとりが行動を変えやすくするための環境を整えることが大切だと考えます。個人の行動変容は、社会全体の枠組みを形成する中で、はじめて実現可能になる**のです。

それでは、上流のアプローチとしての社会の「仕組み」とは何なのでしょうか。

私は主に、3点あると思っています。

①消費者だけでなく、「生産者」に対しても働きかける。

これまで多くの取り組みが個人の生活習慣改善に注力をしてきました。個人の行動変容はとても大切ですが、限界があります。生産する側、つまり一部の食品産業などの企業が人々の健康を阻害する原因をつくり続ける現状を変えなくてはいけません。商品に対する規制や広告の一部禁止などもそのひとつでしょう。企業と一緒に、健康によい商品をつくることも大切です。最近は、色々な企業が健康に対する意識をはじめとして、体にいい商品やサービスをつくりはじめています。生産側の人たちや企業とともに、消費者がより健康的な選択肢を持てるようになることが大切です。

②個人を治療するだけでなく、肥満を生み出している環境も「治療」していく。

個人の肥満症などの治療も必要ですが、より健康的な生活を生み出しやすい環境をつくり出すことができます。町づくりを工夫し、人々がより多く歩いたり、運動できたりするような生活環境を整えていくことが大事です。地域の人たちと交流しやすい暮らしづくりをしていくことも大切です。愛知県武豊町のように、コミュニティセンターをつくり、サロンなどを通じて市民同士の交流を図ることはとてもよいことです。

③業界を越えた連携を図っていく。

上記のような取り組みを打ち出し、みんなが健康になるような生活の基盤をつくっていくには、医療・ヘルスケアの分野だけでは到底対応ができません。食品業界を加えるだけでも限界があります。教育、通信、建設や交通、メディアなど、これまであまり連携を図ってこなかった他業界との連携を図っていく必要があります。また、産官学の横の連携も今後より一層必要とされると考えます。

この3つは、誰かひとりによってできることではありません。政策担当者、研究者、企業のみなさん、さらに、医療従事者、メディア、そして市民のみなさんの力があってこそ達成し得ることなのです。

私はハーバード公衆衛生大学院で社会疫学について20年以上教えてきました。また、今回この情報をみなさんに提供する機会ができたことを嬉しく思います。

これまで多くの人に、社会がより健康になるための社会疫学アプローチ、上流に対するパブリックヘルス的なアプローチについて話してきました。ちょっとしたヒントを持って帰り、それぞれの生活の中で応用・実践をしていただけるのであれば幸いです。そして、これからも、日本のみなさんと、様々な取り組みを通してより健康的な社会をつくっていきたいと願っています。

おわりに

「これから私たちは何をすればいいのでしょうか？」

健康になるための方法を紹介したり、パブリックヘルスの講演を行うと、必ずこうした質問が出てきます。本書を読み終えたみなさんの心の中にも、同じような質問が思い浮かんでいるかもしれません。

それは、「パブリックヘルス」が扱う分野があまりに広く、健康になるためのいくつもの「要素」が密接に関係していて、どこから手をつけたらよいかわからない――という印象を与えるからだと思います。

パブリックヘルスは、よく言えば、「何でもあり」です。隣近所の人と仲よくする、近所の催しや地域のお祭りに参加してみる、職場や学校の仲間たちとスポーツをする、ひとり暮らしのお年寄りと交流する――など、どれもが健康への第一歩です。大切なことは、何かひとつを究極に極めることなのではなく、大切とされることを、バランスよく行うことです。

そして、もうひとつ大切なこと。それは、パブリックヘルスを通じた健康づくりは、個人一人ひとりの力に加えて、集団の力がとても重要だということです。ひとりが行ったことが、集団の力として自分の健康にも返ってくる――これが、パブリックヘルスの「不思議」な力なのです。

自治体の取り組みを応援したり、法律や制度の改正に対して声をあげる、健康的な取り組みを推進する政治家に投票するなど、社会全体の健康づくりに参加できる機会はたくさんあります。本書でも紹介した通り、企業としてできることもたくさんあります。また、パブリックヘルスのための調査にできるだけ参加するというのも、きちんとした根拠に基づいて施策をつくっていくためにとても大切なことです。

私がみなさんにお願いをするとしたら――自分が正しいと思うことを、自信を持って実行していってくださいということだけです。

「先生の話を聞いて、日本も捨てたものじゃないなあと思うようになりました」

講義の後、日本人の研究者がこう言いました。日本の人たちは、総じて謙虚です。ただ、謙虚なあまり、自分たちの持つものを過小評価してしまうことがあると思います。私は外から日本を見てきたので、日本がどれだけ素晴らしい国かがわかります。もっと、自信を持っていい国なのです。

日本人は、他の国に比べて、集団で何かするのは得意だと思います。私は、そんな日本人だからこそ、これからも良い社会をつくっていけると信じています。世界中で慢性疾患が増え、高齢化が進む中で、世界が日本の健康への取り組みに注目しています。「命に過ぎたる宝なし」という言葉の通り、この世に命を授かったことは、何にも代え難い宝です。

日本人、そして、世界の人たちが与えられた命を全うできる社会をつくるために、私自身、日本のみなさんとともに歩んでいくことを心から楽しみにしています。

謝辞

岡山大学の高尾総司先生、日本福祉大学の近藤克則先生に心から感謝しています。日本の社会疫学を推進し続けるお二人に多くの研究機会を頂いています。また帝京大学の矢野栄二先生、東京大学橋本英樹先生、川上憲人先生、大阪大学磯博康先生、琉球大学等々力英美先生、大屋祐輔先生にも感謝しております。

東京大学の近藤尚己先生は、私の長年の協力者です。彼は、研究員として2006年からの３年間をハーバード大学で過ごしました。近藤先生は、日本が誇る若き社会疫学者の一人です。私は、いつも自分の研究の結果が、日本の社会的な環境や文化などとどのように関連しているかを考えています。彼は、私がそれを考える上で欠かせない日本の状況を常に教えてくれ、私の思考がより明快になるようサポートしてくれます。この本の執筆においても、多くの重要な助言をもらいました。

西晃弘先生は、大変才気あふれる研究者です。現在ハーバードでリサーチフェローを務める彼は、もともとハーバード大学博士課程の学生として私の研究室にやってきました。彼の知的好奇心の幅と範囲は本当に驚くべきもので、普通の人が半生をかけて取り組むようないくつかのテーマ――社会疫学をはじめ、ヘルスサービスリサーチ、計量経済学、因果推論、ソーシャルネットワーク分析、分子疫学などをすでに自分のものにしつつあります。彼は、ハーバード大学や帝京大学での私のクラスでも何度もティーチングフェローを務めてくれ、学生の理解が深まるよう大活躍してくれました。教えることに定評のある彼による学ぶ人の視点を生かした監修に、本当に助けられました。

錦光山雅子さんは、朝日新聞の記者で、フルブライト研究員として私の研究室にやってきました。彼女は、私が今まで会った中で、最も洞察力がある記者のひとりです。彼女と話すたびに、社会疫学のアイディアを多くの人に伝えるための職人芸のような技術を勉強させてもらっています。錦光山さん、あなたの知恵と熱意に心から感謝しています。

本書をつくるにあたり、小学館の酒井綾子さんには、大きなきっかけを頂きました。「パブリックヘルスの面白さを伝えたい」という酒井さんの熱意がきっかけに、この本が誕生しました。伝統ある出版社で出版させて頂き、心から感謝しております。

株式会社ホープス故野村るり子さん、中田早苗さん、榊原理美さんには、本プロジェクトの最適なチームを組み、マネジメントをして頂きました。拙著を見ることなく亡くなられた野村さんにも、本のメッセージが届いていることを心から願っています。また、私のハーバードでの授業を忠実に再現してくださった谷口諭さん――彼のたぐいまれな語学力は、目を見張るものがありました。丁寧に訳して頂き本当にありがとうございます。

最後に――

林英惠さんに、心から感謝の意を表します。彼女なしでは、この本は存在しませんでした。企画、構成、そして一行一行編集してくれたのは彼女です。林さんは、修士課程の学生として私の学部に入学し、現在は博士課程で勉学と研究に励んでいます（林さん、本の出版で勉強の邪魔をしてしまったことをどうか許してください！）。私は、「パブリックヘルスの考え方を多くの人に伝えたい」という彼女のビジョンから多くを学べていることを、本当に幸せに思っています。

林さんは、パブリックヘルスの不屈の伝道師です。彼女は社会疫学を実践に生かすためのあふれんばかりのアイディアを持っており、それを多くの人々に伝え続けています。そしてこれからも伝え続けるでしょう。林さんは、将来パブリックヘルスのリーダーになるホープです。もし、この本がどなたかの役に立ったり、読者の方がこの分野についてもっと知りたいと思ってくださったとしたら、その功績はすべて彼女に帰するものです。

イチロー・カワチ

STAFF
企画・プロデュース／林英恵
ハーバード公衆衛生大学院博士課程在籍中。マッキャンヘルスコミュニケーションズ勤務。 国内外で健康づくりに関する研究・企画立案を行う。パブリックヘルスの理想郷をつくるのが夢。料理とヨガ、両祖父母との昼寝が大好き。
翻訳／谷口諭
マイスター・ジャパン・ビジネス・ソリューションズ（株）代表取締役。教育コンサルタント。糖尿病患者教育、生活習慣病予防教育を中心に、健康×教育サービスの企画・運営を行う。http://mystar-japan.biz
制作マネジメント／ホープス
協力／近藤尚己（東京大学大学院医学系研究科　准教授）
西晃弘（ハーバード公衆衛生大学院　リサーチフェロー）
錦光山雅子（朝日新聞　記者）
帯撮影／宮下マキ
帯デザイン／カチドキ
本文DTP／(株)昭和ブライト
校正／小学館出版クォリティーセンター
図版／蓬生雄司
編集／酒井綾子

in premature adult mortality in Japan : a multilevel observational study from 1970 to 2005. *BMJ Open* 2 : e000425.
Taylor FW (1997) *Principles of Scientific Management.* Dover Publications.
University of North Carolina at Chapel Hill, FPG Child Development Center (1999) *Early Learning, Later Success : The Abecedarian Study.* http://projects.fpg.unc.edu/~abc/#publications
Wada K, et al. (2012) Trends in cause specific mortality across occupations in Japanese men of working age during period of economic stagnation, 1980-2005 : retrospective cohort study. *BMJ* 344 : e1191.
『労働力調査』 総務省統計局 (2012)
『非正規雇用と労働者の健康』 矢野栄二、井上まり子 労働科学研究所 (2011)
『ユースフル労働統計 労働統計加工指標集』 労働政策研究・研修機構 (2010)
4章
Berkman LF et al. (1992) Emotional support and survival after myocardial infarction. A prospective, population-based study of the elderly. *Ann Intern Med* 117 (12) : 1003-9.
Christakis NA, Fowler JH (2007) The Spread of Obesity in a Large Social Network over 32 Years. *N Engl J Med* 357 : 370-9.
Durkheim E (1897) *Suicide : a study in sociology.* The Free Press.
Eng PM, Kawachi I, Fitzmaurice G, Rimm EB (2005) Effects of marital transitions on changes in dietary and other health behaviours in US male health professionals. *J Epidemiol Community Health* 59 (1) : 56–62.
Kamarck TW, Manuck SB, Jennings JR (1990) Social Support Reduces Cardiovascular Reactivity to Psychological Challenge : A Laboratory Model. *Psychosom Med* 52 (1) : 42-58.
Klinenberg E (2003) *HEAT WAVE : A Social Autopsy of Disaster in Chicago.* Univ of Chicago Press.
Kondo N, Suzuki K, Minai J, Yamagata Z (2012) Positive and negative impacts of finance-based social capital on incident functional disability and mortality : An 8-year prospective study on elderly Japanese. *Journal of Epidemiology* 22 (6) : 543-50.
Semenza JC, Rubin CH, Falter KH, Selanikio JD, Flanders WD, Howe HL, Wilhelm JL (1996) Heat-Related Deaths during the July 1995 Heat Wave in Chicago. *N Engl J Med* 335 (2) : 84-90.
Writing Committee for the ENRICHD Investigators (2003) Effects of Treating Depression and Low Perceived Social Support on Clinical Events after Myocardial Infarction. *JAMA* 289 (23) : 3106–16.
5章
Bishop T, Figueredo VM (2001) Hypertensive therapy : attacking the renin-angiotensin system. *West J Med* 175 (2) : 119-124.
Framingham Heart Study (2013) http://www.framinghamheartstudy.org/participants/original.html
MacMillan A (2012) *NYC's fat ban paying off.* CNN Health.com, July 16.
MMWR, Centers for Disease Control and Prevention (1999) *Achievements in Public Health, 1900-1999 : Decline in Deaths from Heart Disease and Stroke -- United States, 1900-1999.* 48 (30) : 649-56.
Rose G (1994) *The Strategy of Preventive Medicine.* Oxford University Press.
『予防医学のストラテジー —生活習慣病対策と健康増進』 医学書院 (1998)
Woodward A, Kawachi I (2001) Why should physicians be concerned about health inequalities? Because inequalities are unfair and hurt everyone. *West J Med* 175 (1) : 6-7.
6章
Bloom P (2010) *How pleasure works.* W.W. Norton.
Chernev A (2011) The Dieter's Paradox. *Journal of Consumer Psychology* 21 (2) : 178-83.
Oliver G, Wardie J (1999) Perceived effects of stress on food choice. *Physiol Behav* 66 (3) : 511-5.
Rozin P (1999) Attitudes to food and the role of food in life in the U.S.A., Japan, Flemish Belgium and France : Possible Implications for the diet-health debate. *Appetite* 33 (2) : 163-80.
Shiv B, Fedorikhin A (1999) Heart and mind in conflict : the interplay of affect and cognition in consumer decision making. *Journal of Consumer Research* 26 (3) : 278-92.
Wansink B, et al. (2007) Internal and External Cues of Meal Cessation : The French Paradoz Redux? *Obesity* 15 (2) : 2920-4.

参考文献

1章
Aida J, et al. (2013) Does social capital affect the incidence of functional disability in older Japanese? A prospective population-based cohort study. *J Epidemiol Community Health* 67 (1) : 42-7.
Banks J, Marmot M, Oldfield Z, Smith JP (2006) Disease and Disadvantage in the United States and England. *JAMA* 295 (17) : 2037-45.
Giulian G, Narayan D (2003) Another Look at Travel Patterns and Urban Form : The US and Great Britain. *Urban Studies* 40 (11) : 2295-312.
McKinlay JB (1986) A Case for Focusing Upstream : The Political Economy of Illness. *In : Peter & Kern, eds The Sociology of Health and Illness.* 2d ed. 484-98.
『文部省年報』文部省 (1877)
2章
Eibner C, Evans WN (2005) Relative Deprivation, Poor Health Habits and Mortality. *Journal of Human Resources* 40 (3) : 591-620.
Eibner C, Sturm R, et al. (2004) Does relative deprivation predict the need for mental health services? *J Ment Health Policy Econ* 7 (4) : 167-75.
Great Britain. Court to investigate loss of steamship "Titanic" (1912) *Shipping Casualties (Loss of the Steamship "Titanic")*. British Parliamentary Papers.
Mendelso T, Thurston RC, Kubzansky L (2008) Affective and Cardiovascular Effects of Experimentally-Induced Social Status. *Health Psychology* 27 (4) : 482-9.
New York Times Magazine (2008) *A Payoff Out of Poverty?* December 19.
Ziol-Guest KM, Duncan GJ, Kalil A (2009) Early Childhood Poverty and Adult Body Mass Index. *Am J Public Health* 99 (3) : 527-32.
3章
Schlam TR, Wilson NL, Shoda Y, Mischel W, Ayduk O. *Preschoolers' delay* of *gratification predicts their body mass 30 years later.* Journal of Pediatrics, 2013 Jan; 162 (1) : 90-3.
Ariely D (2011) *The Upside of Irrationality : The Unexpected Benefits of Defying Logic.* Harper Perennial.
Bureau of Labor Statistics (2013) *Labor Force Statistics from the Current Population Survey.* http://www.bls.gov/cps/lfcharacteristics.htm
Bird CE (1999) Gender, Household Labor, and Psychological Distress : The Impact of the Amount and Division of Housework. *J Health Soc Behav* 40 (1) : 32-45.
Bennhold K (2010) *In Sweden, Men Can Have It All.* New York Times June 9.
Chandola T, Kuper H, Singh-Manoux A, Bartley M, Marmot M (2004) The effect of control at home on CHD events in the Whitehall II study : Gender differences in psychosocial domestic pathways to social inequalities in CHD. *Soc Sci Med* 58 (8) : 1501-9.
Eaker ED, et al. (2004) Does job strain increase the risk for coronary heart disease or death in men and women? The Framingham Offspring Study. *Am J Epidemiol* 159 (10) : 950-8
Greenhouse S (2009) *The Big Squeeze : Tough Times for the American Worker.* Anchor.
Karasek RA, Theorell T (1992) *Healthy Work : Stress, Productivity, and the Reconstruction of Working Life.* Basic Books.
Kim MH, Kim CY, Park JK, Kawachi I (2008) Is precarious employment damaging to self-rated health? Results of propensity score matching methods, using longitudinal data in South Korea. *Soc Sci Med* 67 (12) : 1982-94.
Melin B, Lundberg U, Söderlund J, Granqvist M (1999) Psychological and physiological stress reactions of male and femal assembly workers : a comparison between two different forms of work organizations. *Journal of Organizational Behavior* 20 (1) : 47-61
National Cennter for Health Statistics (1998) *Health,UnitedStates,1998 With SocioeconomicStatus and Health Chartbook.*
Richtel M (2006) *The Long-Distance Journey of a Fast-Food Order.* New York Times on April 11.
Schweinhart LJ, Barnett WS, Belfield CR (2005) *Lifetime Effects : The High/Scope Perry Preschool Study Through Age 40.* High/Scope Press.
Shoda Y, Mischel W, Peake PK (1990) Predicting Adolescent Cognitive and Self-Regulatory Competencies from Preschool Delay of Gratification : Identifying Diagnostic Conditions. *Developmental Psychology* 26 (6) : 978–86.
Smith A (1776) *An Inquiry into the Nature and Causes of the Wealth of Nations.* University Of Chicago Press.
Suzuki E, Kashima S, Kawachi I, Subramanian SV (2012) Social and geographic inequalities

イチロー・カワチ

ハーバード大学公衆衛生大学院社会行動科学学部学部長・教授。1961年東京生まれ。12歳で父親の仕事によりニュージーランドに移住。オタゴ大学医学部卒業後、同大学で博士号を取得。内科医として同国で診療に従事。1992年にハーバード大学公衆衛生大学院に着任。2008年に現在の役職に就任。米国科学アカデミー（NAS）に属するアメリカ医学研究所（IOM）のメンバーに選ばれる。使命は社会疫学の研究と後輩の育成。そして、日本酒と寿司の素晴らしさを世界中に広めること。

小学館101新書

174

命の格差は止められるか

ハーバード日本人教授の、世界が注目する授業

二〇一三年八月五日　初版第一刷発行
二〇二四年四月七日　第六刷発行

著　者　イチロー・カワチ
発行者　石川和男
発行所　株式会社小学館
〒一〇一－八〇〇一　東京都千代田区一ツ橋二－三－一
電話　編集：〇三－三二三〇－五一一九
　　　販売：〇三－五二八一－三五五五

印刷・製本　中央精版印刷株式会社

Printed in Japan　ISBN 978-4-09-825174-2